この本には、私が
30年間毎日
24時間欠かさず
血圧を測り続けてきた
結果が集約されています

JN204192

毎日
皮付きピーナッツを
20粒食べると
血圧が8下がります

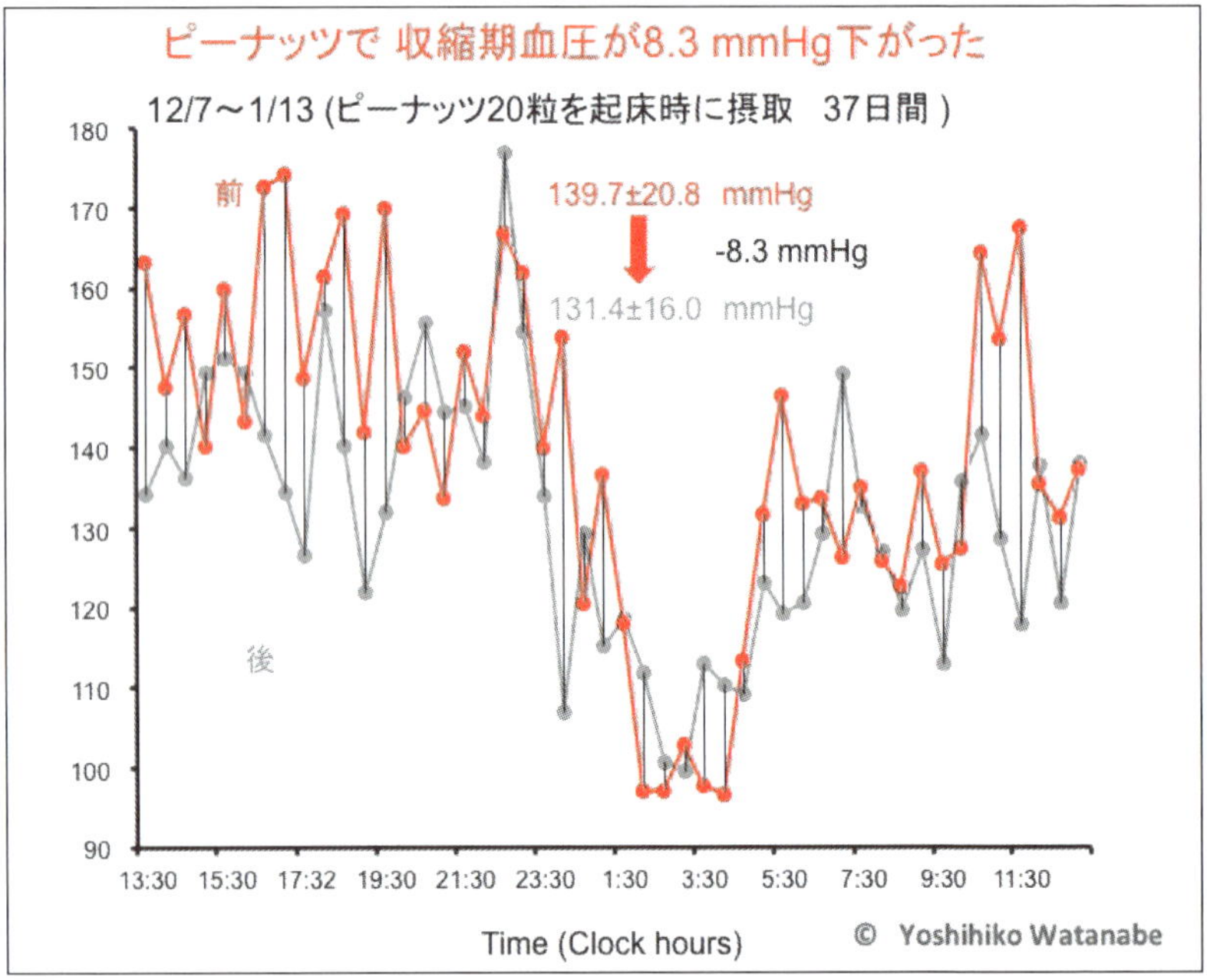

毎日
15㎖のお酢を
1杯飲むと
血圧が3下がります

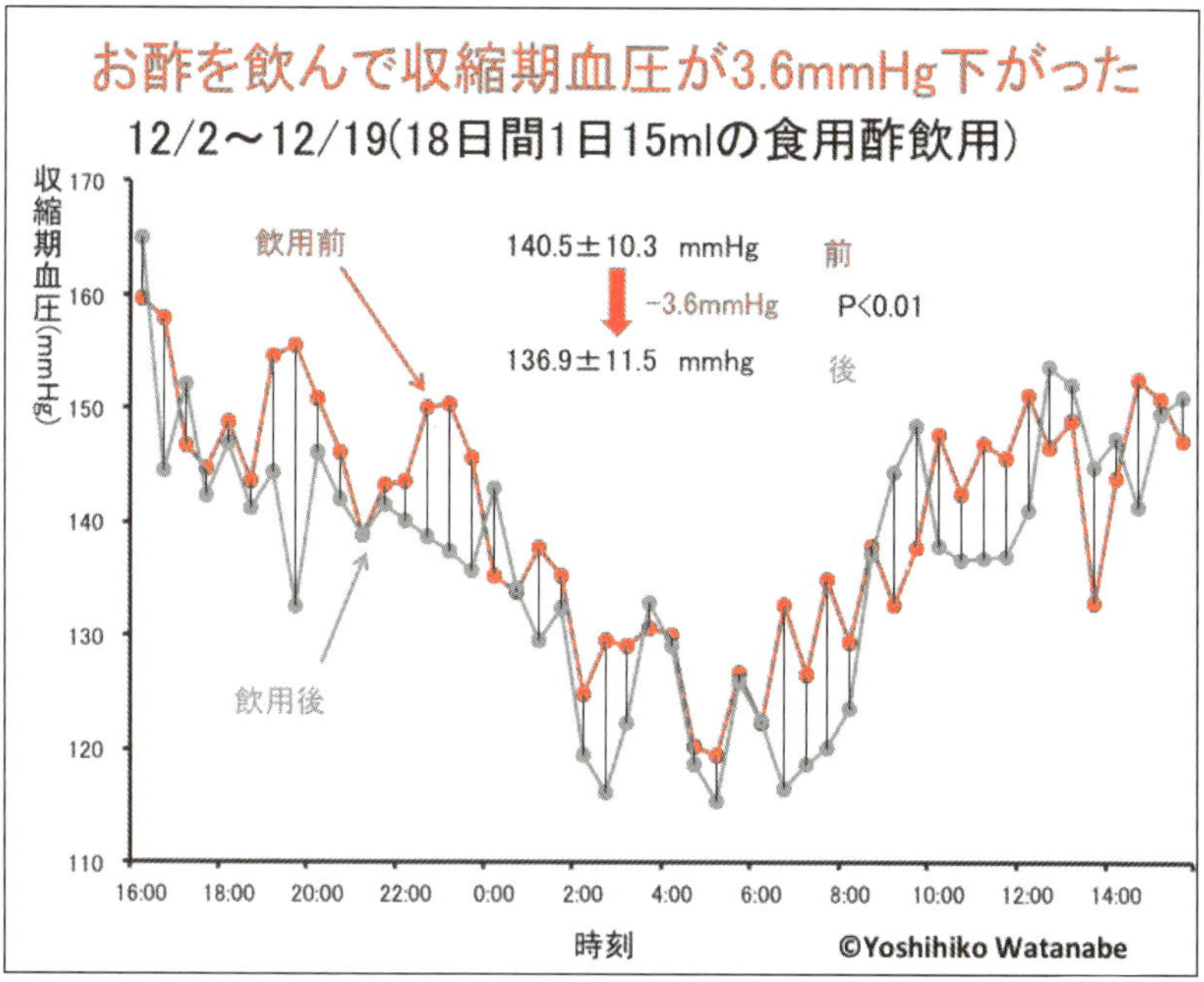

1日3回
合谷《ごうこく》を押すと
血圧が4下がります

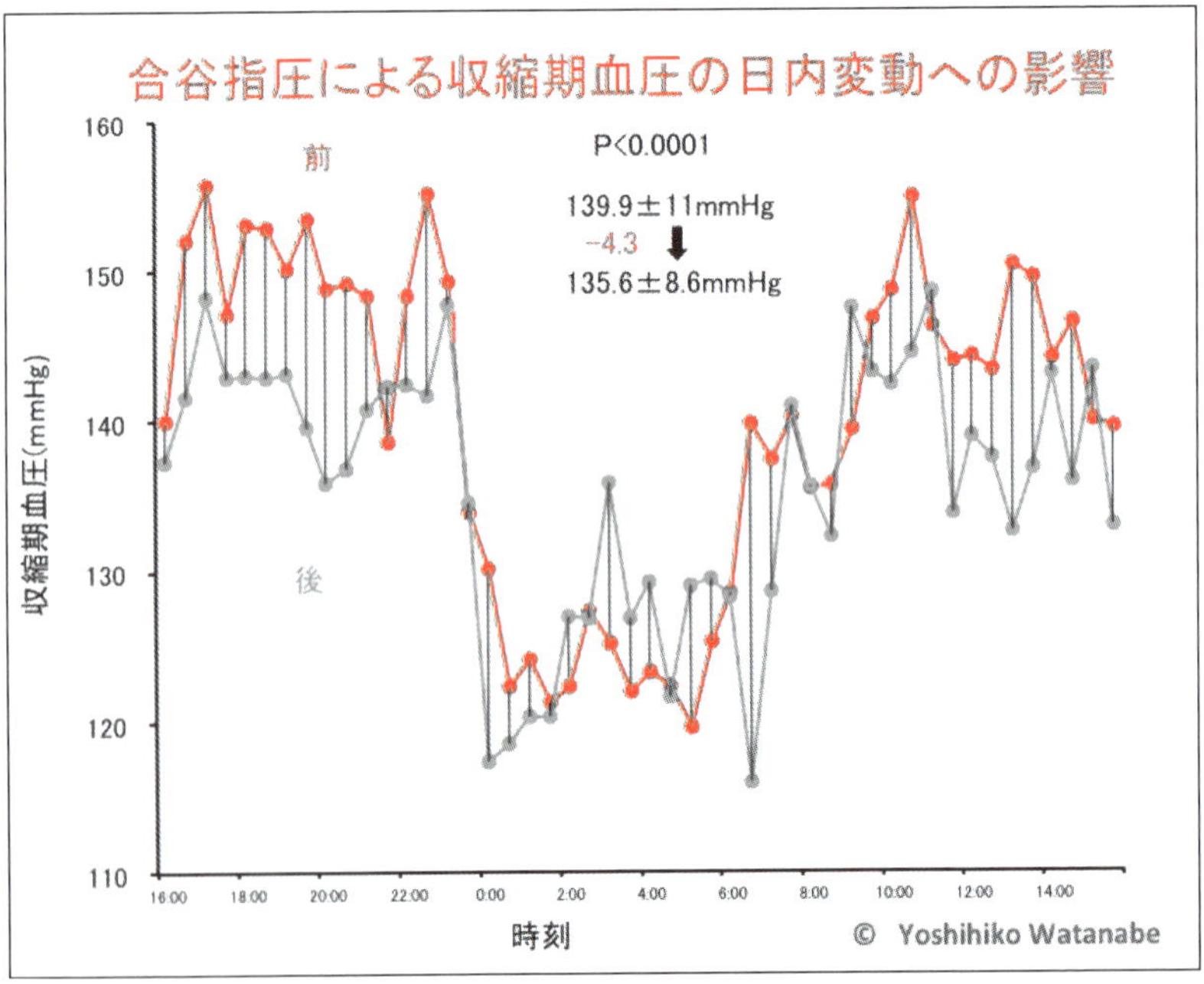

はじめに

こんにちは。「ミスター血圧」こと渡辺尚彦です。


なぜそう呼ばれているのか。

それは、私が高血圧をはじめとする循環器の病を専門とする医師だから。

そして、自分の血圧を１９８７年8月から30年以上、毎日24時間測り続けているからです。


私の左上腕には常に血圧計の腕帯が巻かれています。

入浴中は血圧計が壊れてしまうので、やむなく外しますが、サウナに入るときにも付けていました。診察中も、電車や車での移動中も、睡眠中も、食事中も、トイレ中も、散歩中もずっとです。

そもそも血圧は不安定なものです。1日の中でも、体の動きや感情の変化、環境などに影響され、常に変動します。

そのことを示す興味深い現象があります。

「白衣高血圧」をご存じですか？

これは、普段の血圧は正常値なのに、病院に行って診察室に入って医者や看護師に測定してもらうと、血圧が高くなってしまう症状のことをいいます。緊張やストレスが原因といわれています。

ある男性は、待合室で血圧を測定すると、上は116㎜Hgでした。ところが診察室に入って測定すると、一気に１７０㎜Hgに上がったのです。そこで、深呼吸をしてもう一度測定したところ、１１７㎜Hgに下がりました。自覚症状はいっさいありません。

このように血圧はちょっとしたことで変動する不安定なものなのです。継続的に測定し続けないと、普段の血圧の状態を知ることはできません。

だから、私は、24時間３６５日、血圧を測り続けています。

そして、患者さんにも、毎日継続して血圧を測定するよう、そして、１日のなかでも複数回測定するように伝えています。

そのように自分の血圧の測定データを集め続けてきて何がわかったか？

それは患者さんの診察だけでは判明しなかった、血圧の本当の性質です。

血圧は、どういうときに上がって、どういうときに下がるのか。
私は、その変動をたえずモニターしています。

食事をしているときはどうなるか、運動をしているときはどうなるか、トイレに行っているときはどうなるか、緊張の度合いは関係するのかなど、いろいろと自分で試してはデータをチェックしています。教科書を信用せず、まずは自分で試さずにはいられない性分なのです。

血圧を本当に下げる方法のリサーチも欠かせません。
医学論文はもちろん、今世間一般でどういう降圧法が流行しているのか、テレビや雑誌、書籍もくまなくチェックします。

そして、そこで紹介されている方法が、はたして本当に降圧効果があるのか、よく実験します。自分自身で試すこともあるのですが、患者さんに協力してもらうこともあります。

そうすると、真実が見えてきます。
何が本当に血圧を下げる方法なのかがわかります。

私は、こういうふうにして、自分で集めた資料やデータをもとに、本当に血圧を下げる効果があると認められる方法だけを患者さんにすすめています。
だから、私の患者さんは、私のアドバイスに従うと、「血圧が下がった！」と喜んでくれます。

この本では、私が本当に血圧を下げると認めている、いわば「最強の方法」を公開します。

また、調理に一切塩やしょうゆや味噌を使っていない、「無塩レシピ」も紹介します。後述する減塩に必ず成功する方法、渡辺式「反復1週間減塩法」を行う際など参考にしてください。

「減塩は味気ない、おいしくない」と思っている方にこそ、試していただきたい、どれもコクのあるおいしい料理。減塩生活にぜひお役立てください。

高血圧に悩む皆さんが、薬に頼らず、しかも、一時的ではなく永続的に、血圧を下げ、安定させることのできる「最強の方法」。

ぜひ試してみてください。

もくじ

血圧を下げる最強の方法

30年間×24時間 自分の血圧を測り続けている
専門医だからわかった正しい降圧法

第1章 食べるだけで血圧が下がる方法10

第2章

習慣にするだけで血圧が下がる方法8

第3章

要注意！日常にひそむ血圧を上げる要因5

第4章

おいしい無塩レシピ

第5章 血圧を下げるツボとストレッチ

第1章

食べるだけで血圧が下がる方法10

食事こそが
血圧を下げる
最大のカギである

01

こんぶをつまむ人は血圧を上げ、ピーナツをつまむ人は血圧を下げる

〝ヘルシー〟なイメージにだまされない！

世の中で「ヘルシー」といわれる食べ物が、血圧にとってもよいとは限りません。一般的に「ヘルシー」とされるものは、ローカロリーなものが多く、ダイエットを対象とし、油分やカロリーはケアしますが、そのほとんどが血圧まではケアしてくれません。

血圧を下げたいと思う方にとって大敵なのは塩分です。

食事はもちろんのこと、おやつやお酒のおつまみなどにも気を配らなければなりません。塩とアルコールは相性がいいこともあって、**とくにお酒のお供として好まれる食品は塩分が高いものばかり**。調子に乗って過剰に摂取してしまうと瞬く間に血圧が上がってしまいます。

「ヘルシーな食べ物なら大丈夫」

そう思われる方もいらっしゃるかもしれませんが、この発想は非常に危険です。なぜなら、世間でヘルシーと認識されている食品のすべてが塩分が低いとは限らないからです。

油断ならないものの代表格が、塩こんぶやおしゃぶりこんぶ、酢こんぶといったこんぶのスナック類で、これらは「ヘルシー」なイメージとは裏腹に大量の塩分が含まれており、血圧の高い人にとっては、「ヘルシー」な食べ物ではありません。

お酒やお茶を飲むときに、何かつまみたくなる気持ちは私にもわかります。でも、血圧を上げたくない方にとって、それは良い選択ではありません。

また、**お酒を飲むときに塩分の多いつまみを食べると、のどがかわいて目の前のお酒をどんどん飲んでしまい、結果的に翌朝の血圧が上がります。**

ハーバード大学から驚きの研究が発表された

お酒やお茶を飲むとき、どうしても何かつまみたいという方は、ぜひピーナツを食べるようにしてください。なぜならピーナツの成分には、血圧を下げる効果があることが認められたからです。

アメリカのハーバード大学の研究チームが、以前こんな研究を発表しました。30年間に12万人の食生活を調べたところ、参加した人の死亡率に大きな差が認められ、死亡率を大きく下げる食材のひとつにピーナツがあったのです。

脂肪が多く含まれていてカロリーが高いと考えられているピーナッツがどうして健康に良いのか？

この謎を解明すべく、いろいろな研究者がピーナッツの効能を調べました。その結果、**ピーナッツには飽和脂肪酸と不飽和脂肪酸がバランス良く含まれており、悪玉コレステロールを下げたり、血管を丈夫にしたりする効果があることがわかったのです。**

皮付きピーナッツを食べ続けると……

私もこの研究発表を耳にしたので、さっそく、ピーナッツが本当に血圧を下げるかどうかについて実験してみました。

コンビニなどで売っている塩バターピーナッツは塩分を多量に含むので、ここで使用したのは塩を使っていない皮付きのピーナッツ。しかも、皮をむいたときに付いてくる渋皮も一緒に食べるようにしました。

なぜなら、あえてあまりおいしくない渋皮ごと食べることで、**このピーナツの渋皮にたくさん含まれているポリフェノールが摂取できるからです。**

赤ワインやお茶のカテキン、そばのルチン、大豆のイソフラボンなどで知られているように、ポリフェノールには高い抗酸化作用と、血圧降下作用があります。

実験方法は、殻をむいた渋皮付きのピーナツを毎朝20粒、被験者に食べ続けてもらうというもの。その結果、3～4週間後に血圧が8㎜Hgも下がり、その状態が維持されました。血圧1㎜Hgは塩分1グラムに相当しますので、これは8グラムの減塩をしたことと同じになります。

外食の多い人の1日の塩分摂取量がだいたい14グラム。よって、8グラム減らすと6グラムとなり、高血圧学会の推奨値である1日6グラム以内という減塩指標に近づきます。

ピーナッツにはそれだけの力が秘められているのです。

ただし、いくら体に良いからといっても過剰摂取は避けてください。ナッツ類はカロリーが高めですので、肥満防止のため20粒程度にとどめておきましょう。

血圧を下げるナッツ類はピーナッツだけではない

血圧の低下を導いてくれるナッツ類はピーナッツだけではありません。

ピスタチオにもまた豊富なポリフェノールが含まれており、前述したハーバード大学の研究論文にもその効能が記載されています。

また、ピスタチオには、ポリフェノールのみならず、ピーナッツと同じように不飽和脂肪酸やカリウムなど、血圧を下げるその他の成分が含まれている点も大きな特徴です。

私はピーナッツとともにピスタチオも患者さんにおすすめしています。注意点に関しても前述したピーナッツとまったく同じ。コンビニなどでスナックとして売られているピスタチオには塩味の付いているものが多いので、「無塩」や「素焼き」などと表示されている塩分を含まないものを選びましょう。

02

減塩するなら夕食より朝食に

密接なかかわり合いを持つ朝食と血圧

皆さんはちゃんと朝食をとっていますか？

朝食をとる場合、食事内容を気にしていますか？

両方あるいはいずれか一方が「NO」という方は要注意。朝食と血圧は密接にかかわっていますので、軽く考えていると深刻な状況に陥りかねません。

まず、**朝食はしっかりとりましょう。なぜなら「朝食抜き」は血圧の上昇を促すからです。**これから理由を説明していきますが、その前に血圧の基礎知識をお話しします。

それを知ることによって、「朝食抜き」のデメリットをより正確に理解できるようになると思います。

ひとことで「血圧」といっても、人間の血圧は時々刻々と変化しています。多くの方が血圧計で測った瞬間の数値を気にしますが、それでは不十分です。理想的には、**朝・晩の血圧値を見て、高いか低いかを判断する必要があります。**

繰り返しますが、私は１９８７年から24時間３６５日、お風呂に入るとき以外はずっと血圧計を装着し、自分の血圧を測り続けてきました。それはつねに変化する血圧を調べることで、血圧の特性ならびに生活と血圧の関連性をくわしく知るためです。

自律神経のはたらきが血圧に及ぼす影響

この研究により、わかってきたことがたくさんあります。

一般的に、血圧は夜寝ているときが一番低く、朝起きてから上がり始め、昼間の活動時間帯は高めであるということ。そして、運動したり、ストレスを感じたりするとさらに高くなるということ。

それを理解していないと、測ったときの血圧の意味や本質を正確にとらえることができません。


高血圧が身体に悪い影響を与えるのは、血圧上昇による高い圧力を受けて血管がダメージを受けるからです。したがって、健康な生活を保つためには、1日を通じて血圧が高くなりすぎないようにコントロールする必要があります。

その際、自律神経が血圧に及ぼす影響を頭に入れておかなければなりません。人間の身体には自律神経というしくみが備わっており、循環器や呼吸器、消化器といった生命を維持するはたらきをコントロールしています。

自律神経には、身体の活動時や昼間に活発になる交感神経と、安静時や夜に活発になる副交感神経が存在し、**血圧は交感神経の活動が優位のときに上がり、副交感神経の活動が優位のときに下がります。**睡眠中は副交感神経が優位ゆえに血圧が低く、起きているときは逆に交感神経の活動が優位なので血圧が高くなるわけです。

「朝食抜き」がなぜいけないか？

起きているときでも、そのときの状態や行動によって、血圧は上下動します。食事をしたり、リラックスしたりしているときは副交感神経の活動が優位になるため血圧は下がる一方、運動したり、緊張したりすると交感神経の活動が優位になって血圧は上がるのです。

日ごろ血圧が高くない人でも、病院に行って白衣のお医者さんを前にすると血圧が高くなったり、脈拍が多く測定されてしまうことがあります。それはお医者さんの姿を見て緊張し、交感神経の活動が活発になるためです。

ここで、朝起きてから出かけるまでの血圧の動きをイメージしてみましょう。起きた瞬間に交感神経の活動が優位になって血圧が上がり始め、外出して身体を動かすことによってさらに血圧が上がります。

最近は朝食抜きの人も多いようですが、**朝食をとらないと強い空腹ストレスが交感神経を刺激して一気に血圧が上がります。**


血圧を上げたくなければちゃんと朝食をとる。

これは健康維持の基本中の基本といってもいいでしょう。

1日3食のうち減塩食が最も効果的なのは？

では、朝食はとりさえすれば中身はなんでもいいかというと、まったくそんなことはありません。

前項でも説明したように、塩分に気を配る必要があります。朝の食事で塩分をとりすぎると、1日の平均血圧が高めになるというデータも出ているので要注意です。

起床前後はレニン、アルドステロン、アドレナリンやノルアドレナリンという血圧を上げるホルモンがたくさん出てくる時間帯です。とくにアルドステロンはナトリウムを身体の中にためこむ作用があるため、**この時間帯に塩分をとりすぎると、血圧が上昇してしまいます。**

つまり、1日の食事のどれかを減塩食にするのなら、夕食よりも朝食のほうがより効果的ということになります。もちろん、3食ともに減塩食なら申し分ありませんが、「それはムリ。せめて1食だけ！」というのであれば、**ぜひ朝食を減塩食にしてください。**

大事なのは、はじめから塩分の含まれない食材を選ぶこと。そして、食べるのになるべく時間がかからず、それでいて栄養バランスが良く、おいしく食べられるメニューを考えること。これを忘れないようにしましょう。

03

和朝食は血圧を上げ、フルーツグラノーラは血圧を下げる

塩分まみれの定番朝食

朝食の定番は、洋食ならトーストとバター、卵料理にベーコンかハムまたはソーセージ、それにサラダとスープといったところ。和食であれば、ごはんと味噌汁、焼き魚に納豆、海苔《のり》と漬物などが代表的なラインナップになります。

しかし、気をつけてください。**両者ともに、使用される食材にはかなりの塩分が含まれているのです。**

洋食で塩が入っていないのは、サラダで使用する生野菜くらいのもの。ドレッシングには多量の塩分が含まれますので、ほぼ塩まみれといってもいいでしょう。侮れないのは食パンで、通常はしっかり塩が入っています。無塩パンなるものも売られていますが、通販で冷凍のものを購入しなくてはならなかったりするなど、あまり一般的とはいえませんし、なかには「おいしくない」と感じる人もいるようです。

一方、「ヘルシー」というイメージが持たれている和食ならいいかというと、じつはこちらも塩分が多いので、おすすめすることはできません。焼き魚は塩鮭や干物など塩分がたっぷりですし、納豆や豆腐をたれやしょうゆなしで食べる人は少ないはず。漬物や味噌汁にも塩分が多く含まれます。

和食は脂肪が少なく、カロリーが控え目ではあるものの、血圧のことを考えると、やっかいな存在になってしまうのです。和食通にとっては「ワー、いい、ショック」ですね。

洋食にしろ和食にしろ、朝食にはなるべく塩分を含まない食材を選ぶべきなのですが、忙しい朝の時間帯に減塩メニューを工夫するのは手間がかかって大変です。一般的な洋食や和食で大幅な減塩を推進するのは相当難しいでしょう。

手軽に減塩できる理想の朝食メニュー

では、どうすればいいか？

私は理想的な朝食として、フルーツグラノーラと牛乳（またはヨーグルトか豆乳）を推奨しています。フルーツグラノーラ1食分に牛乳をかけた朝食メニューの塩分は、わずか0・5グラムしかありません。これはかまぼこ1切れの塩分量とほぼ同じ。しかも栄養バランスに優れ、食物繊維もたっぷりですし、なにより手間がかからず保存性にも優れているところが魅力です。

グラノーラは、ロールドオーツと呼ばれる燕麦《えんばく》の押麦に麦、玄米、とうもろこしを、植物油とシロップを加えてオーブンで焼いたものが原料となっており、塩はほとんど使用されていません。それにドライフルーツやナッツ類を加え、栄養価と味覚を向上させたものがフルーツグラノーラです。

近年の健康食品ブーム、自然食品ブームで大変注目されています。

減塩のみならず栄養摂取にも最適

現在では味の違い、素材の違いによる製品のバリエーションに加えて、低糖質の製品も出回っています。

食べ方についても、牛乳をかけるだけでなく、ヨーグルトや豆乳を使った応用メニューが登場しており、飽きにくく、栄養バランスをさらに高める工夫がなされている点も高評価の要因です。

フルーツグラノーラを使って朝食を塩分0・5グラムに抑えられれば、1日の血圧が上がりにくくなるだけでなく**昼食と夕食に少し塩分が増えても1日のトータル塩分量を許容範囲内に収めることができます。**ほとんど手間いらずで始められる減塩メニューですので、私はいろいろな方におすすめしています。

朝食に何を食べるかは、その方の好みとつくる手間で決まると思いますが、朝に血圧を上げないようにするためには、できるだけ塩分を減らすように心がけてください。

時間がないからと朝食を抜く人もいますが、前述したようにあまり感心できません。1日3食きちんと食べるようにこころがけましょう。

04

血圧を下げたければ、ギャバ茶か杜仲茶《とちゅうちゃ》を飲みなさい

高血圧を予防する飲みもの、ツートップ

私たちは食を改善することによって、血圧の上昇を抑えることができます。同様に、飲み物を見直すことで、高血圧対策を講じられるケースもあります。

水、コーヒー、お茶、ジュース、お酒などなど、皆さんは日々さまざまな飲み物を口にしていると思います。そのなかで、飲めば血圧を下げてくれる飲み物がいくつか存在することをご存じでしょうか？

最初に取り上げるのはお茶です。皆さんは、お茶は身体に良いというイメージをお持ちだと思います。

お茶を形成する成分のなかで、最も注目したいのは、苦みをもたらす物質

の総称であるタンニン。お茶に豊富に含まれるタンニンはポリフェノールの一種であり、その多くはカテキンと呼ばれています。お茶のテレビＣＭなどでよく登場する単語ですので、一度は耳にしたことがあるでしょう。

カテキンにはいろいろな生理活性作用があることが知られていますが、なかでも代表的なものとして血圧上昇抑制作用が挙げられます。そのことを知っていて、高血圧予防のためにお茶を飲んでいる人も少なくありません。

私が今回、皆さんにおすすめしたいのは、**飲めば確実に血圧を下げるというエビデンスがある、杜仲茶《とちゅうちゃ》とギャバ茶です。**

ノンカフェインで不眠にならない

杜仲茶は、杜仲という中国原産の高木の若葉を乾燥・焙煎《ばいせん》したもので、その樹皮は漢方薬の材料にも用いられています。

杜仲茶に含まれる、血圧を下げる有効成分として知られているのは、ゲニポシド酸と呼ばれる物質です。これは副交感神経の活性を高めるはたらきがあり、血管の筋肉である平滑筋《へいかつきん》を緩めて血管を広げてくれます。

また、ゲニポシド酸には「LDL酸化抑制機能」という作用もあり、LDLと呼ばれる悪玉コレステロールが酸化することによって、動脈硬化などの血管を傷める現象を防いでくれます。このふたつの作用により、血圧が下がるのです。

杜仲茶に関しては信頼できる研究データがあります。**九州大学の上薗慶子氏らのグループは濃縮した杜仲茶を用いた実験で、偽物の杜仲茶に比べて血圧が下がったという報告を行いました。**

杜仲茶の大きなセールスポイントはカフェインを含まないこと。よって、お茶やコーヒーを飲むと夜眠れなくなる人や、眠りの浅い人でも安心して飲むことができます。

交感神経の活発化を抑える魔法のお茶

もうひとつ、注目してもらいたいのはギャバ茶です。これは緑茶の一種で、ギャバ（ＧＡＶＡ＝ガンマ・アミノ酪酸）と呼ばれるアミノ酸を多く含んでいる点が最大の特徴。１９８６年、農林水産省管轄の野菜・茶業試験場で偶然生まれたお茶にこのギャバが多く含まれていることがわかり、その存在が知られわたるようになりました。

ギャバは、抑制系の神経伝達物質としてはたらくことが明らかになっており、脳の機能改善効果や高めの血圧を改善する作用が確認済み。血圧は交感神経の活動が高まることによって上がりますが、ギャバは交感神経の活発化を抑えてくれます。それにより、血管を収縮させるノルアドレナリンの分泌が抑制され、血圧が低下していくのです。杜仲茶同様、ギャバ茶もぜひ試してみてください。

そのほかにもインターネットで「血圧　お茶」などの検索ワードを調べると、降圧効果のあるさまざまなお茶が出てきます。植物由来の物質が人間の身体にどのように機能するかについてはまだまだ研究途上ですので、これから新たな発見が出てくるかもしれません。

05

ぶどうジュース・甘酒・お酢は毎日飲みたい降圧ドリンク

ポリフェノールが血圧を下げる!?

赤ワインの健康効果はよく知られています。**ポリフェノールの持つ抗酸化作用が、動脈硬化を防いでくれる**とされています。

であれば、同じ原料のぶどうジュースも同様の効能を持つのではないか？

そう考えた私は、同様のテーマを扱った研究結果はないかと調査を開始。ひとつの海外の論文を見つけたことを受け、自分のところでも臨床実験に踏み切ることにしました。

次の4種類の飲食物を4グループに分けた高血圧の患者さんに定期的に摂取してもらい、1週間で血圧がどのように変化するかを測定したのです。

①果汁100%のぶどうジュース
②果汁10%のぶどうジュース
③果汁100%のオレンジジュース
④焼きイモ

果汁の①〜③は朝昼晩の3回、200ミリリットルずつ飲んでもらいました。④の焼きイモは、1個200グラムのものを朝昼晩と3回食べてもらいました。

この実験では、ポリフェノールの効果とあわせて、カリウムの効果についても同時にテストしました。

いずれの食材も体内の余分な塩分を排出するはたらきがあり、血管拡張作

用のあるカリウムを多く含んでいるため、血圧降下作用があるのではないかと考えたからです。

とくに焼きイモは、食べもののなかでもカリウムがたくさん含まれています。価格を考えると、もっともカリウムの多い身近な食べものということで、調査の対象に加えました。

実証されたぶどうジュースの降圧効果

1週間の実験の結果、③のオレンジジュースと④の焼きイモは血圧降下作用がまったく認められませんでした。また、②の果汁10%のぶどうジュースはわずかに血圧が下がった人がいたものの、統計的誤差の範囲内で、有意差とは認められませんでした。

はっきりと血圧が下がったのは、①の果汁１００％のぶどうジュースのみでした。血圧降下の数値はそれほど大きなものではありませんでしたが、有意に低下が認められたのです。

血圧を下げるメカニズムとしては、**ぶどうに含まれるポリフェノールが血管の内壁に作用して、一酸化窒素の産生を促している**のだと考えられます。一酸化窒素には血管を拡張する作用があり、その結果として血圧が下がるのです。

甘酒は血圧にも効く注目の飲み物

さらに、健康効果の高い飲み物として昨今注目を集めている**甘酒にも、降圧効果がある**ことをご存じですか？

甘酒は子どものころから私の大好物。甘酒には、米麹でつくるタイプと、酒粕を使うタイプの2種類があります。どちらも栄養バランスが良く、ブドウ糖やオリゴ糖をはじめ、ビタミンB群やアミノ酸を豊富に含んでいるのが特徴です。栄養成分が点滴の成分に近いので「飲む点滴」ともいわれており、病後の方や夏バテの方にもおすすめできます。

甘酒にはポリペプチドという成分が含まれています。**ポリペプチドにはアンジオテンシンⅡという強力な昇圧ホルモンの生成を抑えるアンジオテンシン変換酵素（ACE）阻害作用があり、これが結果的に血管を拡張させて、血圧を下げてくれる**のです。

ただし、甘酒には糖分が含まれているので、1日100ミリリットルくらいにとどめておくのがベターです。また、酒粕タイプにはアルコールが含まれているため、お子様やお酒に弱い方が飲まれる際は十分に注意が必要です。

おなじみのお酢にも降圧効果が

もうひとつ、じつは**お酢にも血圧を下げる作用が認められています。お酢の成分である酢酸は、飲用するとアデノシンという血管拡張物質の分泌を促して血管を拡張させ、血圧を下げるはたらきがある**のです。

ミツカンの中央研究所の報告によると、血圧が高めの男女64名に大さじ1杯（15㎖）の食酢を10週間飲んでもらったところ、収縮期血圧が6・5％、拡張期血圧が8％下がったそうです。

この話を知って、私も高血圧の患者さんに協力してもらって効果を調べてみました。およそ3週間、起床時に15ミリリットルのお酢を飲んでもらったのです。すると、**飲む前に比べて24時間の平均収縮期血圧が4㎜Hg低下**しました。これは、**塩分を4％減らしたときの効果に匹敵します。**

お酢にはリンゴ酢、米酢、黒酢、穀物酢、バルサミコ酢などがありますが、飲みやすさからいえば、リンゴ酢がおすすめです。少量のハチミツを入れると、より飲みやすくなります。皆さんもぜひ、ふだんから積極的にお酢を摂取するように心がけましょう。

06

しょうゆはかけるとみるみる血圧が上がります

見過ごせないしょうゆの塩分含有量

しょうゆは味噌と並んで日本食の味付けの要であり、重要な調味料です。日本料理の魂ともいえるもので、食事には欠かせません。日本人たるもの、よほどの覚悟がなければ、一切口にしないという選択肢をとることは不可能といってもいいでしょう。

しかし、**しょうゆは塩分のかたまりです**。しょうゆにもさまざまな種類がありますが、代表的なものでは、うす口しょうゆで大さじ1杯あたり2・9グラム、濃い口しょうゆで同じく2・6グラムの塩を含んでいます。

つまり、**大さじ2杯のしょうゆは、高血圧学会が推奨する1日の塩分摂取量にほぼ相当する塩分量ということです。**

いくらしょうゆが好きでも、過剰に摂取して高血圧となり、身体を壊してしまっては元も子もありません。ふだんから血圧が高めの方はもちろん、健康体と自信がある方も、なるべくしょうゆを控えるように心がけましょう。

本項では、できるだけしょうゆをとらないために徹底すべきルールや、味わいや魅力をそこなわずにしょうゆと上手に付き合う工夫を紹介していきます。ここを読んだら、すぐ実行してください。

減塩を心がけるうえで守るべきルール

まずは「絶対にやってはいけないこと」をふたつ挙げていきます。

①しょうゆで味付けされた汁を飲むな

大げさな言い方をすれば、これは自殺行為です。うどんやそばの汁、ラーメンのスープ、すまし汁などを1滴残らず飲んでしまう方はいると思いますが、今日からそれはやめましょう。どんなにおいしくても、ひと口すすったら、あとは残すのが鉄則です。

②料理に直接しょうゆをかけない

目玉焼き、トンカツに添えられたキャベツ、刺身など、しょうゆ好きの方はついついドバドバと料理に直接かけてしまいがち。しかしこれも、絶対厳禁です。

とくに、ごはんの上にのったおかずにしょうゆをかけるのは愚の骨頂。かけたしょうゆが全部ごはんにしみこみ、それを食べることによってしょうゆの塩分が丸ごと体内にとり込まれるからです。これをやってしまうと、ほかにいかなる減塩の努力をしていても、すべてが水の泡になってしまいます。

極力しょうゆを減らす方法

前記ふたつの禁止行為を守ったうえで、次のステップとして実践してほしいのは、しょうゆを「かける」のではなく「つける」ことです。

少々めんどうに思えるかもしれませんが、**しょうゆをかける行為はやめ、必ず小皿に少量注いだしょうゆにちょっとつけて食べる習慣を身につけましょう。**

たとえば海鮮丼なら、刺身を1切れずつ箸《はし》でとり、小皿のしょうゆにほんの少しつけてから口に入れ、すぐごはんを食べてください。わさびはしょうゆに溶かすのではなく、直接刺身につけて食べるのがおすすめ。そうすることでわさびの刺激が強くなり、少しのしょうゆで刺身をおいしくいただけるようになります。できることなら、刺身にわさびだけをつけて、しょうゆなしで食べてください。

また、この方法には減塩効果以外のメリットもあります。ひと口ごとにワンアクション加わりますので、**ドカ食いを防ぎ、ゆっくり食べられるようになるのです。**ドカ食いは肥満の原因であり、血糖コントロールの観点からも不適切な行為。肥満も高血糖も、血圧を上げる方向にはたらきますから、血圧を下げるためにはドカ食いをやめる必要があります。

しょうゆをかけるのをやめてつける。できればつけない。この習慣の変革によって、きっと血圧は下がることでしょう。

便利アイテムを使ってさらなる減塩促進を

しょうゆをつけるよりも、さらにしょうゆの使用量を減らす方法があります。それは、しょうゆの容器を工夫することです。

たとえば**スプレー式しょうゆさし**。これは詰め替え式のしょうゆ容器で、ご家庭で使用しているしょうゆを入れて使います。上部のボタンをプッシュすると、約0・1ミリリットルのしょうゆが霧状に出ますので、これを料理にかけるのです。

この容器のメリットは、ムラなくしょうゆが広がることにより、食べ物全体にしょうゆの味と香りがつくこと。握り寿司を食べる際にさっとスプレーすれば、ネタもシャリもしょうゆまみれになることなく、わずかなしょうゆでおいしくいただけます。

スプレー式しょうゆさしは、外出時に持ち歩くことも可能なので非常に便利。ネット通販などで簡単に見つかりますし、お値段も数百円程度と非常に経済的です。

また、異なる種類の減塩対策向けのしょうゆさしもあります。**ボタンを押すと1滴だけしょうゆが出てくるプッシュ式のタイプ**がそれです。回転寿司チェーンでよく使用されているので、ご存じの方も多いはず。こちらもお手頃価格で、ネットで気軽に購入できます。

両方のタイプをそろえておき、必要に応じて使い分けるといいのではないでしょうか。

07

おやつを食べるなら
血圧を下げる
チョコレートを

血圧低下をうながす究極のお菓子

甘いものの食べすぎは身体に良くないといわれます。

その一方、甘いものは疲労回復に効果的で、思考力や集中力を高めてくれるという話も有名です。

両者は決して矛盾しているわけではありません。重要なのは適量であるか否か。糖類の過剰摂取は確かに身体に良くありませんが、**とり方と分量によっては、身体にいい影響を与えてくれる**ケースもあります。

唐突ながら、ここでひとつ質問です。

クッキーとチョコレート、血圧を下げるのはどちら？

好みによって答えは分かれると思いますが、**もしもあなたが血圧を下げたいと切望しているのであれば、迷わずチョコレートを選択してください。**

「チョコレートは血圧を下げる」

一度はそんな話を耳にしたことがあるはずです。これはデマや誤報ではなく本当の話。

チョコレートに含まれるエピカテキンなどのカカオポリフェノールには血圧を下げる効能があり、実際にさまざまな機関が実験によってその事実を証明しています。チョコレートは血圧を下げるという素晴らしいパワーを持っているのです。

効果の有無を分かつカカオ含有量の基準

チョコレートに含まれているエピカテキンは、消化されると小腸で吸収され、全身の血液に送り出されます。そして血管内部の細胞にしみこんで活性化し、血管の炎症を抑えて血流を良くします。

高血圧の患者さんは、たいてい血管内部が炎症を起こして狭くなっていますので、血液が通りにくくなり、それが原因で血圧が上がってしまいがち。エピカテキンは血管内部の炎症を抑えて血流を改善することによって、血圧を下げてくれます。

そのためには血液中に一定の濃度のエピカテキンがつねに含まれている必要がありますが、その状態を保つようにしていれば、大きな効果が期待できるのです。

ただし、チョコレートと名の付くものであれば、なんでもいいわけではありません。血圧を下げる効果が認められているのは、カカオ70％以上のいわゆる〝高カカオチョコレート〟のみ。カカオの含有量が少ないチョコレートには、血圧を下げる力は備わっていないので注意してください。

量とペースを守り食べすぎに注意

また、身体にいいからと高カカオチョコレートをまとめて食べるのはＮＧです。**効果的なのは少量の高カカオチョコレートを１日に数回食べる方法**で、「蒲郡《がまごおり》スタディ」と呼ばれている愛知県で行われた大規模な調査研究からは、**１日25グラムを５回に分けて５グラムずつ食べるのが理想**的と報告がなされました。

消化されたエピカテキンが血液中にとどまることができるのは3時間程度。よって、だいたい3時間おきくらいのペースになる「1回5グラムを1日5回補給」がベストと結論付けられるということです。

1回にたった5グラムしか食べないというのは、そのくらいの量で十分に効果が期待できるからにほかなりません。

チョコレートは山などで遭難したときの非常食として重宝されるほどの高カロリー食品なので、食べすぎはもちろん肥満につながります。適量摂取を守ることが、血圧を下げるための必須条件と考えてください。

高カカオチョコレートを選ぶ際は、商品の成分表示をしっかりチェックし

ましょう。成分表示は多く含まれている順に書かれているので、最初に「カカオ」または「カカオマス」と書かれていればOK。安いチョコレートはたいていトップに「砂糖」と表示されています。

また、以前は高カカオチョコレートといえば輸入品がほとんどでしたが、最近ではチョコレートの健康効果がよく知られてきたため、国産の高カカオチョコレートのラインナップも充実してきました。国産品についても、表示してあるカカオ含有量を目安に効果の有無を判断してください。

降圧効果をもたらすもうひとつの成分

チョコレートに含まれる降圧効果をもたらす成分は、エピカテキンだけにとどまりません。**チョコレートの原料であるカカオ豆にはカリウムも多量に**

含まれており、そちらも血圧を下げるはたらきをします。

人間の体内にあるカリウムは、ナトリウムとバランスを取りながら血圧や細胞膜の浸透圧を調整する役目を果たします。そして、余分なナトリウムを排出するため、血圧の上昇を抑えてくれるのです。

カリウムは、ほうれん草、納豆、ひじき、バナナ、アボカドなどにも多く含まれているので、血圧の高い人たちにはそれらの食材を使用したメニューをおすすめします。でも、チョコレートならばエピカテキンとカリウムが一緒にとれるのでまさに一石二鳥。おやつにクッキーなどのお菓子を食べている人は、今すぐ主力アイテムを高カカオチョコレートに切り替えましょう。

08

血圧を下げたければ、イカ・タコ・納豆を食べなさい

インターネットの情報は過信禁物

血圧を下げる効果のある食品として、これまでピーナッツ、ぶどうジュース、高カカオチョコレートなどを紹介してきました。**適度な分量をコンスタントにとって高血圧を予防してほしい。**これが私の本音です。

しかし、これらはあくまでお酒のおつまみやおやつであり、ごはんのおかずにはなり得ません。食事の際のしょうゆのとり方に関するアドバイスはしましたので、今度は食品そのものに目を向けていきたいと思います。

私のおすすめを紹介する前に、ひとつ注意点を。インターネットで「血圧を下げる食べもの」と検索すると、さまざまな食品の名前が登場します。ですが、その情報を決して鵜呑《うの》みにしないでください。

そこに書かれている根拠を見ると、「雑誌に書いてあった」とか「テレビで誰かがいっていた」とか、その程度のレベル。しっかりしたエビデンスの示された記事はなかなか見つかりません。

きちんとした研究機関が臨床実験を行って、査読のあるきちんとした医学雑誌に論文が公表されたもの以外は簡単に信用してはいけません。

降圧をサポートする さまざまな成分たち

血圧を下げる効果が認められる食品として、私がここで推奨するのはイカ、タコ、納豆の3つです。

早速イカとタコから解説していくと、**両者にはタウリンが多く含まれているという共通の特徴があります。**

タウリンの別名は、アミノエチルスルホン酸。これはアミノ酸に似た物質で、交感神経のはたらきを抑制し、ホメオスタシス（＝生体バランス）を正常に保ってくれます。**血圧が上昇すると、タウリンは身体を正常な状態に戻すべく、血圧を下げてくれるのです。**

またタウリンは、コレステロールの排出をうながして血中コレステロールを下げるはたらきも備えており、心臓など身体各部の機能の強化にも一役買ってくれます。ちなみにタウリンはエビやカニにも含まれています。

イカで見逃せないのは、タウリンのほかにＥＰＡやＤＨＡが多く含まれていること。ＥＰＡとＤＨＡは青魚に多くみられる物質で、動脈硬化を抑制したり、コレステロールを下げたりするはたらきがあり、血圧の上昇抑制をしっかりとサポートします。

一方のタコは、タウリンのほかにビタミンEと亜鉛を多く含んでいることが特徴です。どちらも高い抗酸化作用のある物質で、動脈硬化など高血圧につながる身体の老化を防いでくれます。このように、イカもタコも血圧を下げるのに役立つ、優秀な食品といえるのです。

注目度抜群の納豆の効果的な食べ方

納豆には、体内のナトリウムを排出するカリウム、血中コレステロールを減らして動脈硬化を防ぐ食物繊維、血栓を溶かして血液をサラサラにするナットウキナーゼという酵素が含まれています。

これらの成分すべてが血圧を下げる作用を持っていますので、納豆は血圧を下げる食品のチャンピオンといってもいいでしょう。加えて、原料となる大豆に含まれているイソフラボンにも、血圧の上昇を抑え、血中コレステロールを下げる機能が備わっています。

ここでクローズアップしたいのが、血圧を下げるはたらきをさらに強化してくれる酢です。納豆のたれには塩分が多く含まれるため、できれば使いたくありません。**その代わりに酢を使うと、減塩と降圧をダブルで促進してくれます。**納豆だけ、酢だけでも血圧が下がるのですから、両者を同時にとればまさに一石二鳥。これは、今最も注目されている納豆の食べ方なのです。

唯一の弱点は、ナットウキナーゼが熱に弱いことです。残念ながら皆さんが好きな炊きたてのごはんに納豆をかけて食べる方法はおすすめできません。冷ましたごはんにかけるか、ごはんと別に納豆を食べると良いと思われます。

09

昼ごはんはそばよりステーキにしなさい

"健康食" そばにまつわるイメージと実態

先にいっておきます。

「そばは健康食であり、積極的に食べたほうがいいし、いくら食べても身体に悪影響は及ぼさない。うどんよりもそばのほうが身体に良い」

そう思っている方は、考え方を改めてください。これから、そばに関する真実をお伝えしていきます。

確かに**そばはカロリーが低く、そば粉には動脈硬化を予防するルチンというポリフェノールが含まれている**ので、健康食のひとつに数えられるかもしれません。しかし、そばをすべて一括《くく》りに扱ってはダメ。そばの質や食べ方によって、見せる顔が変わってくるからです。

そばには１００％そば粉でつくられた「十割そば」のほかに、そば粉に小麦粉を混ぜた「二八そば」などの種類があり、安い麺ほど小麦粉の含有量が多くなります。

ここで注意したいのは、**小麦粉を入れた麺を打つ際は必ず塩を使うということ**。塩には小麦粉のグルテンを強化して麺のまとまりをよくするはたらきがあるため、小麦粉の割合が増すほど塩は多く使用されるのです。

そばが食べたくなったら、塩分を極力抑えられる十割そばを選ぶようにしてください。

めんつゆとの付き合い方で未来が変わる!?

もりそばやざるそばなど冷たいそばを食べるときに、めんつゆにそばをつけすぎないことも大事。つゆには大量の塩分が含まれますので、びちゃびちゃとつけて食べると、とたんに1食分の塩分摂取量が跳ね上がってしまいます。これは、うどんに関しても同様。**可能な限りめんつゆをつけずに食べることが、血圧を上げないためのコツです。**

食後にめんつゆをそば湯で割って飲むことが好きな方も多いでしょうが、それはいたずらに塩分を摂取するだけなので、絶対にやめてください。また、かけそばなど、温かいそばのつゆを飲むこともご法度。断じてすべてを飲み干してはいけません。

なお、200ページで、めんつゆを使わないそばの無塩レシピを紹介しています。そば好きの方はぜひチェックしてみてください。

そばよりもランチに適したメニューを紹介

会社勤めの方などは、ランチでそばを食べる機会がけっこうあると思います。それに対してストップをかけるつもりはありませんが、前述の通りそばは思いのほか塩分をとることにつながってしまいますので、できれば減塩を意識した別のメニューを選択する機会ももうけてください。

私がランチメニューとしておすすめしたいのは、ビーフステーキです。

牛肉と聞くと脂っこくてカロリーが高そうに感じるかもしれませんが、部位を選べば脂肪分もカロリーもさほど高い食品ではありません。気になる塩分は、1食分200グラムのステーキで2～4グラム。

カロリーは肩ロース肉の場合、480キロカロリーに上りますが、もも肉、赤身、ヒレ肉であればそれよりも低く抑えられます。

塩分の多いソースをたっぷりかけてしまうと台無しになってしまいますので、ソースはかけずに、粒こしょうかレモン汁などで食べるようにしてください。

そばよりもステーキをおすすめするもうひとつの理由は、ステーキのほうが腹持ちがよく、元気がわいてくるからです。

お昼ごはんは午後の仕事をバリバリこなすためのエネルギー源ですから、元気が出る食事のほうがいいに決まっています。「昼からステーキは重たい」というイメージがあるかもしれませんが、そば党の方もステーキランチを一度試してみてはいかがでしょうか？

10

究極の減塩は、渡辺式「反復1週間減塩法」がおすすめ

誰もが減塩に成功する画期的な方法

本章ではこれまで再三にわたって減塩の重要性を説いてきましたが、一般的に「減塩を実践するのは難しい」と誰もが思っています。

患者さんだけではありません。これは、医師や管理栄養士といった指導者側も認識しています。

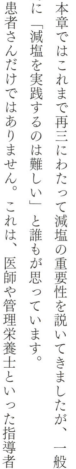

減塩はなぜうまくいかないのか？

ひとことでいってしまえば楽しくないからです。つらい減塩をずっと続けなければならないからです。

勉強にたとえると、試験勉強を毎日強いられるのと同じことです。いわば

〝超ガリ勉のやり方〟であり、凡人にはとても無理です。短期間ならなんとか頑張れても、すぐに息切れしてしまいます。

しかし**テスト前1週間なら頑張って勉強することは可能です。**ほとんどの方がそうだったのではないでしょうか。私も学生時代はそうでした。この〝1週間限定集中勉強法〟で勉強しても、それなりの効果が認められ、学力はついてきました。

今まで行われてきた減塩治療は誰にでも簡単にできるものではありません。ならば、ズボラでもできる減塩治療の方法はないかと考えていたところ、あることがヒントになって、誰もが簡単に確実に減塩に成功する画期的なメソッドのアイディアが思いつきました。

そのヒントとは、私の患者さんの何気ないひとことでした。その患者さんは中華料理店の経営者で、あるとき私にこんなことをいったのです。

「先生、毎日料理の味を見ているので、店を閉めるころになるともう塩味がわからなくなるんです」

私はそれを聞いてピンときました。その患者さんはどんどん濃い塩味に慣れていくことで、薄い塩味がわからなくなっていった。ならばその逆はできないだろうかと。

一定期間薄味に慣れていけば、塩味を濃く感じるようになるのではないか？

そんな仮設のもとに誕生したのが、本項で紹介する渡辺式「反復1週間減塩法」です。

1週間の減塩道場

このメソッドは、1週間だけ徹底的に減塩し、そののちに普通の生活にもどってもらうというメリハリのきいたものです。1週間減塩道場で耐え抜けば、塩分を気にせずに食事をしても構いません。我慢の先にはご褒美が待っているのです。

ただし、減塩期間の1週間はほとんど塩分をとらない〝厳しい修業〟に耐え抜く必要があります。私が指導する1日の塩分摂取量の基準は、厚生労働省が提唱する1日8グラムでも、高血圧学会の推奨値である1日6グラムでもありません。5グラム未満という、限りなくゼロに近い塩分量で生活してもらいます。

外食を避け、基本的に麺類は禁止。ハム、ソーセージ、魚の干物、魚肉練製品、漬物など、塩の含まれる加工食品もとらないようにします。そして**塩、しょうゆ、味噌、ソースなどの塩分を含む調味料を一切使わず、酢、こしょう、唐辛子、わさび、からしなどの香辛料を積極的に使います。**

厳しい減塩の苦痛でも短期間なら耐えられる

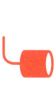

1日5グラム未満の塩分しかとらない生活をずっと続けることは、とても苦痛です。それまで1日10グラムとか14グラムとかの塩分量で生活してきた人たちにとっては、地獄のような毎日に感じることでしょう。

しかし、苦痛を味わう期間を「この1週間だけ」と限定すれば、ハードルはだいぶ下がります。実際に、1週間耐え抜くことができた人は数えきれません。

私の減塩指導の大きな特徴のひとつは、減塩期間中に患者さんの尿をすべて採集して分析する「蓄尿検査」を行うことです。集めた尿を分析すれば、その人の1日の塩分摂取量が推定でき、患者さんの食生活の実態を細かく把握できます。このデータを使って患者さんに塩分量増減の原因を聞きますので、正確な判定ができるのです。

元の味覚に戻れない人間の不思議

ハードな減塩を1週間経験したら、元の生活に戻ってもらいます。海鮮丼にしょうゆをぶっかけようが、ラーメンのスープを完飲しようが、それは個人の自由です。

ところが、限りなくゼロに近い塩分量の食生活を体験すると、塩味感覚がリセットされるので、それまで当たり前のように食べていた料理が「塩辛い」と感じるようになります。食べてもいいといわれても、身体がそれを受け付けてくれません。結果、塩分摂取量はおのずと減少していくことになるのです。

人間とはおもしろいもので、理屈でいくら「塩分を減らしなさい」といっても反発して実践できないのに、自分が「今までの生活は塩分が多すぎた」と実感すると、自発的に塩分を避けるようになります。

1週間の減塩を1カ月に1回行い、それを繰り返していけば、確実に塩分の少ない食事で十分に満足できるような身体に変ぼうを遂げるのです。

一般的にみて、**外食をおいしいと感じる人は1日に平均14グラムの塩分を摂取しており、外食が塩辛いと感じる人は、1日に平均7グラムの塩分を摂取しています**。この差は将来、心筋梗塞や脳卒中の発症リスクに大きく影響すると考えられます。

血圧が高いと指摘されている人は、ぜひともこの渡辺式「反復1週間減塩法」を試してみてください。実際に減塩に成功し、血圧が下がった患者さんも大勢いらっしゃいます。

ちなみに、本書第4章に、塩もしょうゆも味噌も一切使わない「無塩レシピ」を紹介していますので、ぜひ1週間の減塩生活の際に試してみてください。無塩なことが信じられないくらいおいしいですよ。

第2章

習慣にするだけで血圧が下がる方法8

知っておきたい
血圧を下げる
生活習慣の常識

01

階段の上り下りは大変。まず下りることから始めよう

食事療法と適度な運動は効果的ですが……

高めの血圧の改善を目指すうえでは、**塩分制限などの食事療法と並行して、毎日適度な運動を続けることが効果的**です。

とはいうものの、忙しい現代人にとって、運動の時間を捻出するのは容易ではありません。

「30分のウオーキングがいい」

そういわれても、その30分をどこで見つければいいのか？　悩んでしまう人も多いでしょう。

朝は少しでも長く寝ていたい。日中は仕事で忙しい。夜に歩くのはあまり気乗りがしない……。

そんななか、**特別な時間を取らず、なおかつ手軽に身体を動かせる方法があります。**

それは、移動の際に階段を使うことです。

駅のエスカレーターに並ばずに、空いている階段をハイペースで上り下りするのは気分がいいですし、オフィスが何階層かに分かれていたら、１日に何回も階段を使うことができます。

エスカレーターやエレベーターに乗らずに階段を使う——。

これなら、まとまった時間を取れない人にも実行できますし、さっそうと階段を進む姿がちょっぴり格好良く見えて、ある種の快感を得られるかもしれません。

高血圧の方は逆効果になることも

でもこの方法は、全員におすすめするわけにはいきません。

血圧に問題のない人なら構いませんが、**医師から血圧が高めだといわれている人にとっては、上り階段を急いで駆け上がる行為は大きなリスクになるからです。**

ゆっくりと階段を上るのであれば有酸素運動にあたり、血圧対策にも効果を発揮してくれるので問題ないものの、急いで上る場合はかなりの危険をともないます。

くれぐれも注意しましょう。

ある研究結果によると、**毎分70歩のスピードで階段を上がった場合、3分間で平均80㎜Hgの血圧上昇がみられ、最高血圧が210㎜Hgに達した人もいた**とのこと。急いで階段を上ることは、身体にかなりの負荷をかけることになるのです。

忙しい通勤時や仕事の最中に階段を使うと、つい急ぎ足で上ってしまいます。電車の発車ベルが聞こえたりすると、さらに無理をしがちです。それは心肺機能に高い負荷をかけ、血圧を上げ、ゆくゆくは血管を傷めることにつながります。

ただでさえ上り階段で血圧が上がっているところに、「急がなくちゃ」というストレスが加わると、血圧の上昇によりいっそう拍車がかかります。せっかく血圧を下げるために運動をしているはずなのに、これでは逆効果になりかねません。

エスカレーター等を併用しペースはゆっくりで

そこで私は、上りを使わず、下りのみを使う階段利用法をおすすめしています。

上りは迷わずエスカレーターやエレベーターを使い、下りは階段のみを利用する。この方法なら急に血圧は上がりません。

驚かれるかもしれませんが、じつは運動効果という観点でみた場合、階段の上りと下りはあまり変わりません。上りのほうがややカロリー消費が多い程度です。

であれば、**血圧上昇リスクの高い上りはやめて、下りのみを利用すべきでしょう。**

下り階段で普段使わない筋肉を鍛える

また、身体を鍛える効果でみた場合、階段の上りで使う筋肉は通常の歩行時に使っている筋肉と同じである一方、下りで使う筋肉は、日ごろあまり使わない筋肉であることも明らかになっています。

つまり、**下り階段をよく使うことによって、使っていない筋肉を鍛えるこ**

とができるわけです。

しかし、下り階段には転んでけがをするリスクが潜んでいますので、決して急がないように注意してください。いつでも手すりにつかまれるように余裕をもってゆっくり歩き、足元を見ながら下るようにしましょう。

無理のない範囲をマイペースで歩き、健康生活を楽しむ。

これが私の提唱するスタイルです。

02

仰向けに寝ると血圧が上がる可能性アリ。睡眠時は横向きに寝よう

放置すると認知症の危険性もある睡眠時無呼吸症候群

塩分摂取量も多くないし、とくに高血圧になる理由が思い当たらないのに血圧が高い。

そんな症状がみられる方は、近年話題になることが多くなってきた睡眠時無呼吸症候群を疑ってみましょう。

睡眠時無呼吸症候群は、最近になって高血圧や糖尿病の原因のひとつであることがわかってきました。

検査は簡単で、指先にクリップをはめて睡眠時の血中酸素飽和度を測定するだけです。95%の酸素飽和度が維持されていれば大丈夫なのですが、その数字を割り込むことが就寝中にたびたびある場合は、睡眠時無呼吸症候群と診断されます。

この病気の怖いところは、隣に寝ている人がいない一人暮らしの方がなかなか気づきにくいことです。かなりの重症になって日中の眠気が出てこない限り、ほとんど自覚症状はありません。そのため、知らないうちに血圧が高くなり、血糖値も上がってしまうことがあります。

さらにそれを放置していると、高血圧、高血糖が慢性化してしまい、高血圧と糖尿病という二大生活習慣病を同時に抱え込むことにもつながりかねません。

これは**心筋梗塞や脳卒中、脳梗塞といった血管病や、さらには認知症といった大きなリスクの要因となります。**

日中に強い眠気に襲われる人は要注意

睡眠時無呼吸症候群は肥満や体質が原因で発症する病気で、寝ているときにのどの奥にある軟口蓋《なんこうがい》が下がって気道をふさぎ、呼吸が止まってしまうものです。いびきをかきながらも一時的に鳴りやむことがある人は、この病気になっている可能性が高いとされています。

大きな特徴は、日中に強い眠気が襲ってくること。夜から朝にかけて横になっている時間が長くても、十分な睡眠がとれていないために、起きているときに猛烈に眠くなるのです。

バスの運転士などのプロドライバーの居眠り運転のニュースをこのところよく聞きますが、この病気が隠れた要因になっているのではないかという指摘もあります。

睡眠時無呼吸症候群の人は、本来なら副交感神経が優位にはたらいているはずの睡眠時に息が止まり、呼吸を復活させるために交感神経が興奮して覚醒反応が起き、充分な睡眠がとれなくなって血圧も上昇します。**人によって1分から2分、長い人だと3分以上も息が止まる**ので、血圧上昇や、肺機能への大きな負担が生じることは論をまちません。

本来、安静であるはずの睡眠時に脈拍が大きく変動することにより、血管が傷み、動脈硬化が進みます。こうして、高血圧の体質になっていくというわけです。

睡眠時の姿勢を変えれば症状を改善できる

睡眠時無呼吸症候群（SAS）を改善する対策として、仰向けでなく横向きで寝ることをおすすめします。

睡眠時無呼吸症候群のある患者さんの睡眠中の体位と無呼吸の頻度を調べてみたところ、横向きでの無呼吸が圧倒的に少ないという事実が判明しました。

仰向けに寝ると睡眠中、軟口蓋が重力で下がり気道がふさがります。しかし、横向きに寝ればその頻度は激減します。

つまり、横向きで寝れば無呼吸はあまり発生せず、それに連動するかたちで血圧の上昇も抑えられるということです。

世の中には「自分は仰向けでなければ寝られない」という方もいますが、試しに横向きの姿勢で寝てみてはどうでしょうか。

もちろん、人間は寝ている最中に何回も寝返りを打ちますから、横向きで寝ても無意識に仰向けになることもありますが、できるだけ横向きに寝るクセをつけるように意識しましょう。

パジャマの背中にテニスボールが入るポケットをつくり、中に入れておくと、寝返りを打っても仰向けに寝られないのでクセづけにおすすめですよ。そうなれば仰向けで寝る時間帯が少なくなり、結果として息が止まる回数も減ります。

なお、**睡眠時無呼吸症候群は恐ろしい病気につながるリスクがあります。**

怪しいという自覚のある方は必ず医師の診断を受けてください。次の3つの項目のいずれかに該当する方は要注意。

①昼間の耐えがたい眠気
②夜間いびきがひどい
③一緒に寝ている人に無呼吸を指摘されたことがある

重症患者には健康保険適用のCPAP（持続陽圧呼吸療法）という装置の貸し出しがあり、それを使うことで多くの人が無呼吸を防止することに成功しています。

先手先手の対策を講じるようにしましょう。

03

ベルトを締めると血圧が上がり、緩めると血圧が下がる

ファッションと血圧の切っても切れない関係

読者のなかには、オシャレに気を配っている方も多いと思います。しかし、こんなことを意識したことはあるでしょうか？

格好良く見せるファッションは、たいてい身体（とくにウェスト）を締めつけることによって成立しているということに。

昔のヨーロッパの貴婦人は、ウエストを細く見せようとして使用人にコルセットを力任せに締めつけさせ、貧血を起こして失神してしまうこともあったそうです。日本でも、成人式などで着物の帯をきつく締めすぎたために、気分が悪くなる女性の話をよく耳にします。

補整下着などは、締めつけることによって美しい身体のラインをつくり出してくれます。女性だけではなく男性も、ベルトをきつく巻いたり、1サイズ小さなジーンズを無理やりはいたりすることもあるでしょう。そしてビジネスシーンの定番であるネクタイは、首回りを締めることでピシッとした雰囲気を演出してくれます。

しかしこれらの〝行きすぎたオシャレ〟は、身体のことを考えると決して褒められた行為とはいえません。**必要以上に締めつけると、血圧の上昇を招いてしまう**からです。

病院に血圧の高い意識のない患者さんの急患が運び込まれると、医師はまず患者さんの衣服の襟元を緩めます。それだけの措置でも呼吸が楽になり、安定し、血圧が下がり、命を救うことにつながるからです。

血圧に不安のある人は、まずは身体を締めつける行為を避けるようにしましょう。

緩められるときは緩めて ジェットコースター血圧を回避

1日を通して考えると、最も身体を締めつけてはいけない時間帯は朝です。

なぜなら、朝はまだ身体が完全に目覚めておらず、自律神経が不安定な状態だから。そんなときに身体を締めつけたら、血圧が上がりやすくなることは火を見るよりも明らかです。

最近よく聞かれる「血圧サージ」という言葉。これは日ごろ血圧が正常な人でも、何かの要因が重なることで血圧が危険レベルに高くなってしまう、血圧の乱高下のことです。呼び方はいろいろですが、脳卒中などを引き起こす可能性を示唆しています。

「血圧サージ」というのはあるＴＶ番組をきっかけに流行した言葉ですが、じつは私はこの表現には抵抗があります。というのも、そもそもこれは朝の急激な血圧上昇を表す「モーニングサージ」から来た言葉だからです。「サージ」とは波が打ち寄せた状態のことですので、私は血圧の乱高下を表現するには適当でないと思っています。

この言葉が流行する2年ほど前に、私はあるＴＶ番組で血圧の乱高下のことを「**ジェットコースター血圧**」と呼んでいました。

この状態を防ぐには、血圧を上げる要因を可能な限り排除することが大切です。身体を締めつけるようなことは、特別な事情がない限り回避するように努めましょう。

きちんとした身だしなみがマナーになっているので、勝手気ままに服を選ぶことはできません。

しかし、そういう方が、もしも、クールビズが採用されている企業にお勤めでしたら、せめてその期間だけでもネクタイを締めないでゆったり過ごしてください。

また、お客さまと会わないときや、残業などで周囲に同僚しかいないときなどは、ネクタイを緩めてリラックスしてください。そのメリハリも、身体にやすらぎを与えてくれるでしょう。

じつは、**日常生活の中で血圧を乱高下させる状況はたくさんあります**。そうきんがけ、重い荷物を持つとき、洗たく物を干すときのほか、排便中、排尿中、食事中などなど。これらはどれも避けて通れない行動ですので、受け入れるしかありません。よっていたずらにこれらをおそれるのではなく、血圧を持続的に上げないようほかの面でカバーするという意識が大切になってきます。

緩やかなファッションで血圧を下げる

ベルトを使わない工夫としては、古くからあるサスペンダーを利用するといいでしょう。

サスペンダーにはゴムの入ったものや、背中側がY字型になっているものなど、さまざまな種類があります。お店で試用してみて、自分に合ったものを選びましょう。

「身体を締めつけると血圧が上がる」

この〝常識〟を知っていれば、おのずと身体を締めるものを身につけなくなります。たとえば、きつい指輪は外し、腕時計もなるべくしないといったように。

医師によっては、**「身体を締めつける生活は、緩やかな自殺行為」**と指摘する人もいるほどです。状況が許せば、ベルトではなくサスペンダーを使ったり、ゴム入りの服を選んだりして、緩やかなファッションを楽しむようにしてください。それが必ず、血圧を下げることにつながります。

04

無酸素運動は血圧を上げ、有酸素運動は血圧を下げる

「運動」の中身はすべてが同じではない

健康の維持や増進に運動は欠かせません。血圧とも密接にかかわっており、運動の内容によっては血圧を下げる効果もあります。忙しいなかでもなるべく時間をつくって、身体を動かすように努めましょう。

ただし、運動のしかたを間違ってしまうと逆効果になることもあるので注意が必要です。**ひと言で「運動」といっても、すべてが同じではありません。「無酸素運動」と「有酸素運動」の2種類が存在します。**

無酸素運動は、短距離走やウエイトリフティングのように短時間で高い運動強度が生じるものがあてはまり、酸素を使わずに筋肉のグリコーゲンをエネルギー源として利用します。

一方の有酸素運動は、サイクリングやジョギング、ウォーキングなどの軽

〜中程度の負荷を長時間かけ続けるもので、酸素を使って体脂肪を燃焼させ、筋肉を動かすエネルギーをつくります。

ダイエットや高血糖の抑制、高血圧の改善に効果があり、**一定時間以上の運動を続けることで体脂肪を消費し、それによって動脈硬化の原因となるＬＤＬ（悪玉）コレステロールや中性脂肪を減らしてくれます。**

血圧を下げるなら 有酸素運動がおすすめ

有酸素運動を、20分以上続けると体脂肪が燃焼してきますので、20分以上運動してください。

最適なのはウォーキングで、さっさと少し速めに歩くのがポイント。適度に脂肪を燃焼させ、血圧を下げるのに有効です。通勤時にひと駅歩く。あるいは、帰宅時にバスに乗らない。そういった工夫をすれば、無理な運動のための時間をとらなくても実行できるでしょう。

ただし、**負荷の軽い有酸素運動でも、食後の1時間半以内は避けましょう。**胃の中にまだ食べ物が残っている状態で運動を始めると、消化の妨げになります。また、食事のあとに運動すると、食物依存性運動誘発アナフィラキシーといって、急激に血圧が下がってしまうこともあるのでご注意ください。昼食直後に走ったりすることは、実はとても危険なのです。

対する無酸素運動は、瞬間的に身体に大きな負荷がかかるため、血圧の高い人が行うと、急激に血圧が上昇して危険な状態になることがあるので要注意。心臓発作などのリスクが生じるため、血圧の高い人は原則として無酸素運動は禁止です。

05

ローズマリーの香りは血圧を上げ、ラベンダーの香りは血圧を下げる

血圧を上げるアロマと下げるアロマ

ここ最近、ストレス解消法としてとくに注目されている自然療法が存在します。
それは、アロマテラピー（芳香療法）です。

アロマテラピーという名称が誕生したのは1930年ごろのフランスでのこと。ガットフォセという調香師がアロマ（芳香）とテラピー（療法）というふたつの言葉を合体させ、そう呼ぶようになりました。

アロマテラピーそのものは伝統医学、民間医療に分類され、正式な医学とは認められていません。

しかし、いくつかの精油についてはその薬理的な効能が臨床実験によって実証されていて、「気のせい」ではないことが明らかになっています。

血圧を下げてくれるありがたいアロマ

アロマテラピーのなかで効能がよく知られているもののひとつに、ラベンダーの降圧効果があります。

ラベンダーの香りが自律神経系に与える影響については、さまざまな研究発表がなされており、**ラベンダーは血圧を下げる作用があるといわれています。**

なぜラベンダーの香りが血圧を下げるのか？

それは、その香りが副交感神経を刺激して副交感神経優位の状態を導くためです。副交感神経が優位になると気分がリラックスし、血圧が下がります。
またこの効果はラベンダーの香りを嗅ぐことだけでなく、湿布にして皮膚から浸透させることも有効であると実証されています。

脳波を測定した実験を行ったところ、ラベンダーの香りを嗅ぐと、アルファ波が増加することがわかりました。アルファ波は副交感神経優位のリラックスした状態でよくみられる脳波の波形で、これが増加するにつれ血圧は下がります。

神経を流れる電流を測定する実験では、ラベンダーの香りが大脳や中枢神経の活動を抑制することが判明しました。これもまた、ラベンダーが副交感神経優位の状態をつくり出すことを裏付けています。

血圧を上げてしまうアロマ

反対に、血圧を上げてしまうアロマもあります。

そのひとつがローズマリーで、精油の成分の50％程度含まれているカンファー（樟脳《しょうのう》）がその作用をもたらすと考えられています。

カンファーという名前になじみがなくても、「カンフル剤」という言葉はどこかで聞いたことがあるでしょう。カンフル剤とは強心剤のことで、かつて樟脳が強心剤として使われていたことから、そう呼ばれるようになりました。

強心剤は弱った心臓を刺激して元気にするものです。現在よく使われる「カンフル剤」という言葉には、「だめになったものごとを復活させるもの」

という意味が込められています。

そのような由来からも想像できるように、カンファーを含む**ローズマリーの香りは、血圧を上げて身体を活性化する作用があります。**ですから朝、血圧が低くて調子のでない低血圧の方にはおすすめです。

そのほかに、カンファーは血行促進作用や鎮痛作用も兼備。古代では記憶力を高める効果があると考えられていたほか、ペスト除けにも使用されていました。

このように、アロマテラピーでは体質や身体の状態によって、使用したほうがいい精油と使用すべきではない精油が決まっています。正しい知識を得て、アロマテラピーの効果を楽しんでください。

06

起床時、3時間後、6時間後…飲むタイミングが薬の効き方を左右する

薬の効き目、効き方には個人差がある

投与する薬、降圧療法、食事のタイミングなど、人によって〝ベスト〟は大きく異なります。ここでは、薬の服用のしかた、ならびに、その効果や影響についてお伝えします。

皆さんも頻度の差こそあれ、日常的に薬を服用する機会があると思います。そしてほとんどの方が、定められた服用方法にのっとって服用していることでしょう。

薬は体内に入ってから吸収され、その成分が人体の複雑なメカニズムに影響を与えて目的とする結果を得ます。そして最後は肝臓で酵素によって代謝

されます。その薬をいつ、どのように服用すればいいかは、豊富な動物実験や臨床実験によって得られた結果によって決められます。

しかし、効き目には個人差があります。人種、性差、体格、体質により多種多様。ですから、**人によっては効かなかったり、効きすぎてしまったりすることがあります。**

薬を飲むタイミングを変えて血圧が……

じつは薬を服用するタイミングによっても、効き目は大きく変わります。

ある人は起床時の服用が最適だったのに対して、別の人は起きてから3時間後が最もよく効き、また別の人は6時間後がベストだったりすることも。

つまり、「食後」「食前」「食間」などと一律に決められた服用方法が、すべての方に共通して良いとは限らないのです。

私が患者さんに協力してもらって調べたところ、やはり**薬を飲む時間によって降圧の効果が異なることがわかりました。**

1日1回服用する薬を、起床時、3時間後、6時間後、9時間後、12時間後、15時間後、就寝時の7パターンに分け、いろいろな薬について効果を調べたのです。

すると、人によっても薬によっても千差万別の結果が出ました。つまり、**人によってその薬を服用するのにベストな時間帯が異なるということです。**

これが私の研究テーマのひとつ「**時間栄養学**」です。

時間栄養学からみた血圧を下げる方法

「時間栄養学」は、同じ食事を摂っても、食べる時刻や速度、食べる順番で栄養学的な効果が変わってくることから、「どんなものをいつ、どれだけ、どのように食べるのがいいか」を調べる学問です。

私のところで酢を飲んで血圧を下げる実験を続けている患者さんがいるのですが、飲む時間帯を朝食後から起床時に変えたところ、たちまち血圧が6㎜Hgも下がった。そんなこともありました。

「時間栄養学」の立場からいうと、減塩食は朝食でとることをおすすめします。なぜなら、朝方にアルドステロンという血圧を上げるホルモンが多く分泌されるからです。このホルモンは体内に塩分をため込むはたらきがあります。

ここで塩分を多く摂取してしまうと、血圧がすぐに上がってしまいます。ですから、ホルモンが多いときには、塩分を減らしたほうがいいのです。

アメリカでは最近、患者さんの体質をくわしく分析して、薬の代謝に関する特性を遺伝子レベルで調べる研究が盛んです。これがひとつの結論を得るに至れば、今までのように年齢、性別、体格、病状などで一律に決められていた服用方法を、一人ひとりの患者さんに合ったものに変えることができるかもしれません。

それにより、予想外に重篤な副作用が出てしまうのを防いだり、複数の薬を同時に服用するときに起こりそうなことを予期したりすることが可能になるでしょう。今後に期待したいと思います。

07

血圧を下げたければ、休日は朝寝坊をしなさい

血圧は上がったり下がったりの繰り返し

ふだんから血圧が高めの人も、健康体の人も、1日を通して血圧が一定しているということはありません。血圧は日中の活動時に最も高く、睡眠時が最も低くなります。

したがって、**睡眠時間が長いほうが平均血圧は当然低くなります。**

寝ているときは血圧が低いわけですから、その時間が長いほうが全体の平均が下がるのは自明の理です。

極端な言い方をすれば、1日中寝ていれば血圧が低い状態をキープできるということになりますが、実際はそうはいきませんよね。後述するように、寝方や寝すぎも血圧に影響し、睡眠時間は平均7時間が良いといわれています。

休日の朝寝坊はおすすめだが寝すぎると……

睡眠時間が不足すると、単純に平均血圧が上がり、**起床時の血圧の上昇を導くことになります**。心身の疲労が十分に回復せず、血圧が十分に下がらないまま起きてしまうためです。

それを防ぐためには、長時間の睡眠が必要。せめて休日くらいは思いきり朝寝坊をして、不足している睡眠時間を取り戻しましょう。

休日にいつまでも寝ているとだらしない人のように思われてしまうかもし

れませんが、それもひとえに健康のためです。
もし、家族やパートナーがそれを不満に感じている様子だったら、「血圧の先生の指示だから」と先手を打って説明してください。このページを見せてあげるのもいいでしょう。

ここで気をつけたいのが〝寝すぎ〟です。十分な睡眠が必要なのは間違いないのですが、おもしろいことに**10時間とか12時間の長い睡眠時間は、かえって血圧を上げてしまうようなのです。**

研究データによると、人間のベストの睡眠時間は6～8時間で、これをキープしている人が、最も健康でいられるのだそうです。ふだんからこれを意識するようにしましょう。

休憩中に最低15分でも昼寝を

休日の朝寝坊だけで睡眠不足が解消できない場合は、日中の空き時間を見つけて昼寝をするように努めてください。**昼寝をすれば、血圧を下げることができます。**

たとえ15分でも昼寝をすると、意識がはっきりしてその後の仕事の効率がアップします。脳が活性化して独創的なアイデアが浮かびやすくなります。

「たった15分では寝た気がしない」

そう思うかもしれませんが、**1時間、2時間の昼寝よりも15～30分の昼寝のほうが身体には良い**のです。

なぜなら、長く昼寝してしまうと夜と昼のサイクルが狂ってしまい、夜の睡眠の妨げになってしまうから。30分以内の昼寝は、血圧を下げるだけでなく、さまざまなメリットがあることが報告されています。

そのひとつは、心筋梗塞や認知症の発症リスクが下がること。ある研究データによると、**昼寝の習慣のある人は、ない人に比べてアルツハイマー病の発症リスクが5分の1に抑えられている**といわれています。

とはいうものの、オフィスで堂々と昼寝をするのはやはり気まずいものです。よって、移動中の電車やバス、タクシーの中などで、積極的に短い昼寝をするといいでしょう。お店の状況が許せば、ランチタイム中にひと眠りというのもグッドです。

08

血圧を下げたければ、ぬるめのお湯で長湯をしなさい

お風呂場という密室の殺人現場

皆さんが毎日入っているお風呂ではなんと、年間約1万5000人以上の方が亡くなられています。私の患者さんも3人ほど入浴中に亡くなりました。じつは私も4回ほど入浴中に寝てしまい、もう少しでおぼれそうになったことがあります。お風呂は癒しの場であるのと同時に、リスクの高い場所でもあるのです。

そのような状況をもたらしているのは、**高温、長湯、温度差という3つのリスク**があるから。

熱いお風呂は好きな人には気持ちの良い反面、血圧を急激に上げるため、

脳や心臓の障害を起こしやすくなります。

また、お風呂好きな人はたいてい長湯をしますが、熱いお風呂の長湯は、血流を増加させてのぼせやすくするというデメリットがあります。のぼせると、めまいや失神に至り、おぼれたり、転んだりする事故につながり大変危険です。

3つ目の温度差は、「ヒートショック」です。**寒い脱衣場から熱い浴槽につかるとき、またその逆の際には大きな温度差が身体を襲います。**

急激な温度の変化は交感神経を強く刺激するので、血圧が一気に上がってしまい、脳や心臓の障害を招きかねません。

入浴後に扇風機で体を冷やすと急激に血圧が上がります。心臓の血管を収縮させて心筋梗塞を起こす危険がありますので、冷やしすぎは要注意です。

しかし、これらのリスクを回避できれば、お風呂は血圧を下げる絶好の場所になり得ます。身体に負担のかからない温度であれば、心身ともにリラックスさせて疲れをとり、副交感神経を優位にすれば血圧は下がるのです。

血圧を下げるのに効果的な入浴法とは？

熱いお風呂でないと入った気がしないという方には大変お気の毒ですが、**できるだけ39～40℃くらいのぬるめのお湯に入るようにしましょう。**

そして長湯をする場合は、あまり身体に水圧のかからない「半身浴」がおすすめです。半身浴とは、下半身だけをお湯につけて上半身は外に出す入浴法で、身体への負担が少なく、血圧の高い人に向いています。

ヒートショックを防ぐには、とにもかくにも身体に温度差を感じさせないようにすることです。寒い季節は脱衣場にヒーターを置いて部屋を暖め、浴室は少し前からシャワーを出して室内を暖めておくのが理想的。そしてお風呂に入る前にゆっくりかけ湯をして、身体を慣らしてください。

このとき、いきなり肩からお湯をかけるのではなく、足元から少しずつお湯をかけ、だんだん身体の上のほうにかけていくようにしましょう。浴槽に入るときも、いきなりザブンとつかるのではなく、ゆっくりと足先から入ることが重要です。

入浴の前後に必ずすべきこととは

浴槽から出るときも、急に立ち上がらずにゆっくりと身体を起こしてください。お風呂からあがったら、身体を冷やさないようにすぐに服を身につけましょう。そうすることによって、立ちくらみやめまいを起こさず、血圧の急激な変動を回避できます。

入浴すると汗をかいて身体の水分が少なくなり、血液が濃くなって血管が詰まりやすくなります。これが、サウナなどで脳梗塞を起こす人が後を絶たない原因のひとつです。

入浴にともなう脳梗塞を防ぐには、入浴の前後に必ず水を飲むこと。**「入浴の前後にはコップ1杯の水を飲む」という習慣をつけておくと、血管の詰まりによる心臓や脳疾患の発症を防ぎます。**のどが渇いているかどうかにかかわらず、体内に水分を供給し続けることが大事なのです。

第3章

要注意！
日常にひそむ
血圧を上げる要因5

30年間×24時間自分の血圧を
測り続けているからこそわかった
日常生活のなかで血圧を上げてしまう要因

01

サウナと水風呂の往復はほとんど自殺行為

サウナの後の水風呂がもたらす恐ろしさ

愛好家の方には大変申し訳ありませんが、あえてはっきりいいます。

高血圧の方や心臓病の方は、**サウナに入るのはやめてください。ものすごく危険です。**

今どきは、ほとんどの日帰り温泉やスパなどの施設にあるサウナ。たっぷり汗をかきたいと思って頻繁に通っている方もいるでしょう。しかし、サウナは入り方を間違えると自殺行為になります。

本当に恐ろしいのは、サウナそのものというより、水風呂です。

サウナには、熱くなった身体を冷やせるように、たいてい一緒に水風呂が設置してあります。とりわけ愛好家は、サウナから出たら水風呂に直行し、ザブンと水風呂に入り、またサウナに入るという往復を繰り返すのが常です。けれども、これは前述したヒートショックの状態を、わざわざ自分から何度もつくり出していることにほかなりません。

たとえ**水風呂に入らなくても、入浴後、扇風機の風に直接あたったり、冷房の吹出口の前で身体を冷やしたりするのはＮＧ**。サウナで拡張した血管が一気に縮んで、血圧の急上昇を招いてしまうからです。

また、サウナから出てすぐに冷たい飲み物をたくさん飲むのも危険です。身体を内部から急激に冷やしてしまいます。本当は常温の水がおすすめなのですが、たいていの施設は冷たい飲み物しか手に入らないのが現状。これは非常に残念でなりません。

サウナと血圧の関係に迫る実験結果やいかに

私は以前、アメリカ留学中、友人と旅行に行った際に、サウナに入ると血圧がどのくらい上がるかを調べたことがあります。

場所はスペリオル湖の湖畔にあるホテルで、大自然の中のリゾート地でした。サウナは別棟で、屋外にあり、外を歩いていかなければなりません。ちょうど寒い時期だったので、サウナに入る前後に寒い外気にあたることになります。おのずとヒートショックを起こしやすい環境です。おまけに、野生の狼や熊が出るという話も聞いて、緊張で血圧が上がりそうでした。

サウナに入っていたのは20～30分。少々長すぎると思いますが、血圧の変化を測定したかったので、意図的に長めに入りました。サウナを出るころには心臓がドキドキし、不快感もあり、身体に良くないと感じました。

実際に血圧を測ってみると、１５０をゆうに超えていました。

心拍数は、こちらも１５０をオーバー。汗をかいて激しい運動をしているときと同じ数値です。これにより、サウナがスポーツと同じくらいの負担を身体に強いるものであることがわかりました。

サウナを楽しむために必要なルール

私の体験からもわかったように、サウナを健康的に楽しみたいなら、温度差を避け、身体が過熱しないように時間を守ることが大事です。水分補給も絶対に忘れてはいけません。

具体的には、**60℃のサウナに最大15分を限度とし、水風呂に入るのは厳禁です。そして、入る前と後にコップ1杯以上の水を必ず飲んでください。**

若くて柔軟な血管の持ち主ならば良いのですが、**血管がもろくなっている中高年の方や、糖尿病、高血圧などの持病を持つ方にとっては、サウナと水風呂は死に直結する行為です。**

日帰り温泉などでお友だちにサウナに誘われたら、「あまり好きじゃないから」とやんわり断るのが無難というもの。他人に付き合うと、自分のペースで出ることができなくなって、とても危険です。

02

深呼吸の降圧効果は一時的。すぐ元に戻ります

深呼吸で血圧が下がる

病院で血圧を測ると、高めの数値が出ることがあります。ストレスを感じたり緊張したりするからです。世の中には、病院に来たというだけで動悸がしたり、ひどい人になるとふたつ手前のバス停からドキドキして、病院の玄関に入ると舞い上がり、診察室に入るやいなや「先生、口から心臓が出そう」といい出す方さえいます。医師の白衣を見ただけで血圧が20も上がってしまう人も少なくありません。

そういった方に対して医師や看護師は「もう一度測りましょう。何回か深呼吸をしてください」といいます。深呼吸を何回か繰り返すと、緊張が解かれ、過敏になった交感神経が抑えられるので、確実に血圧は下がります。

血圧とは、こういうものなのです。こうして血圧が下がってはじめて、その方本来の血圧を測ることが可能になります。

「それなら、いつも深呼吸していれば血圧の薬など不要なのではないか？」と質問を受けることがありますが、残念ながら深呼吸による降圧効果はごく一時的なものでしかありません。

深呼吸は、あくまで正常な血圧を測るための応急措置と考えてください。また、深呼吸中に考え事をすると再び血圧が上昇してしまいます。何も考えず、ゆっくりと息を吐くようにしながら、深呼吸をしてください。

血圧190が130に急降下したが……

かつて私のところに、血圧が190㎜Hgの外来の患者さんが来たことがあります。「ずいぶん高いですねえ」と、深呼吸を何回かしてもらって血圧を

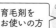

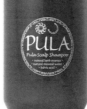

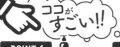

測るということを繰り返したところ、なんと、15回目で血圧が130になりました。

こんなに劇的に下がるのなら、薬はいらないような気にさえなります。しかし、24時間連続してその患者さんの血圧を測ってみると、ほとんど下がることはありませんでした。

今、深呼吸を繰り返して仮に血圧が下がったとしても、数分後には元に戻ってしまいます。血圧を測定する目的は、その人が日常的にどんな血圧であるかを推測するためですから、瞬間的に低い数値をつくり出しても、それは実態とかけ離れたものであるといわざるを得ません。

数分おきに深呼吸を繰り返していたら仕事や学業に身が入らないでしょうし、ましてや過呼吸を引き起こし手足がしびれて動かなくなります。ですから、現実問題として、深呼吸で恒常的に血圧を下げるのは期待できないということです。

〝血圧を下げる指圧やマッサージ〟にだまされるな！

皆さんに注意してほしいのは、「血圧が下がる」との触れ込みで紹介されている指圧法です。もしも「深呼吸しながら」という補足説明があったら、疑ってみてください。理由はもうおわかりでしょう。**マッサージをしなくても、深呼吸だけで血圧は下がる**からです。

万一その指圧に血圧を下げる効果があったとしても、深呼吸と併用していると、どちらがどれくらい血圧を下げるのに寄与したかがわかりません。**本当に効果のある指圧なら、深呼吸しなくても効くはずです。**

好奇心と血圧計をお持ちの方は、ぜひ深呼吸なしで、その指圧を試してみてください。何回か「使用前・使用後」の血圧を測ってみて、誤差の範囲でない降圧効果が確認できたら、その指圧法は本物です。しかし、あくまで効果は一時的で、降圧療法としてはあまり期待できません。

たとえば、210ページで紹介する「合谷」というツボは、深呼吸よりもはるかに長い時間、降圧効果を持続させる力を持っています。そういう指圧を探して血圧を下げることができれば、薬に頼らない生活が維持できるでしょう。

薬を使わずに、減塩や運動、生活習慣の改善で血圧が下がるのが一番です。ですから、自分に効く指圧を探してみるのは、身体にとっても歓迎できることと考えるようにしてください。

03

トイレを我慢すると血圧の乱高下を招く

トイレと血圧の関係 密室でいったい何が起こるのか？

人間が生きていくうえで排泄をなくすことはできません。ただし、**毎日利用するトイレも血圧が変化しやすい場所ですので気をつけてください。**

まず、排便の際は出そうとしていきむので血圧が上昇します。したがって、便秘気味の人は血圧が上がりがちになるということ。逆に、下痢の場合は大丈夫かというと、そういうわけにもいきません。お腹に痛みが生じることによって身体に負担がかかり、結果的に血圧が上がってしまうからです。

便通はスムーズであることが一番です。

排便と血圧の変化が密接に関係しているということは、私自身や協力してくれた患者さんによって実証できました。

かつて私は下痢、軟便、通常のお通じ、便秘と、さまざまな状況下で排便をすると血圧がどうなるかを調べてみたことがあります。その結果、**便秘でも下痢でも血圧は上がり、通常のお通じのときが最も安定していました。**

トイレにおける血圧がらみのトラブルを避けるためには、日ごろから体調を整えて、スムーズに排泄できるようにしておくことが大切です。

とくに便秘は要注意。一般的にみれば「ただの便秘」かもしれませんが、血圧の高い人にとっては大きなリスクになり得ます。ましてやトイレが和式ともなれば、危険度は上昇。しゃがむことで、より血圧が上がるため、さらに大きなリスクを抱えることになってしまうからです。

よって日ごろから乳酸菌飲料やヨーグルトを食べるなどして腸内フローラを整え、便秘や下痢にならないよう心がけましょう。

排尿を我慢するな！

また、排尿を我慢すると血圧が上がります。

私はビールを飲んで帰宅する際に、電車の中でおしっこをずっと我慢していたことがあります。

やっとのことで駅のトイレに着いたとき、

「そうだ、血圧を調べてみよう」

そう思って血圧計を見たら、通常よりもはるかに高い175㎜Hgを示していました。

そして、すっきりしてから測り直したところ、今度は125㎜Hgでした。

電車に乗っているあいだにおしっこを我慢しただけで、なんと血圧が50㎜Hgも上がっていたのです。

排尿により血圧が急激に下がると、時に、意識がなくなることがあり、これを医学用語では「排尿失神」と呼びます。

倒れて大きなけがをすることもあるので要注意です。私の患者さんに、排尿失神で倒れ、運悪く頸椎を損傷してしまった方もいました。

排尿同様に、排便を我慢しても血圧は上がります。

とにかく排尿、排便は我慢しないこと。これを日ごろから自分に言い聞かせてください。

男性の場合、立った状態で排尿するいわゆる「立小便」も、血圧を上げる要因になります。立位が交感神経を緊張させることにくわえて、排尿の際に腹圧をかけることが、血圧を急上昇させるからです。

ちなみに、男性が洋式トイレで座って排尿する場合は、立った状態に比べて、立位によって交感神経を緊張させずにすむので、血圧の上昇がいくぶんやわらぎます。

このことが周知したのかどうかわかりませんが、最近は自宅では座って排尿する男性が増えてきているようです。

できるだけトイレや便座をあたたかく

排便、排尿にともなって血圧が上昇するだけでなく、トイレが寒い場合も当然、血圧は上がります。

お風呂の項で触れたのと同じ理屈で、その元凶となるのは温度差です。**とくに寒い冬場は、暖かい居室と寒いトイレの寒暖差が大きく、ヒートショックが発生しやすくなります。**

廊下やトイレに暖房を入れ、居室との温度差を小さくしておくのが、寒い季節の血圧上昇を防ぐコツです。

また、**冬場は冷えた便座にお尻が触れるだけでも血圧が上がります。**ご自宅のトイレが暖房便座であれば、つねにスイッチを入れておくようにしましょう。

暖房便座タイプでなければ、便座カバーをつけるようにしてください。それを徹底するだけでもヒヤッとした便座に座らなくてすみ、血圧の上昇をかなり軽減できます。

04

ストレスは日常にひそむ最凶の高血圧要因

生物としては正常な反応であるが……

いわずもがなですが、**ストレスはできるだけためないようにしましょう。**ストレスは高血圧の要因のひとつにもなっており、嫌なことを我慢したり、イライラすると、血圧も上がり、身体に大きな負担がかかります。

すでにお話ししましたが、交感神経と副交感神経からなる自律神経は、血圧をコントロールしています。交感神経のはたらきが活発になると、末梢血管は収縮して、心拍数も上がり、心臓から送り出される血液の量が増加。同時に血圧も上がります。

動物がピンチに遭遇したとき、交感神経が緊張し、足の裏に汗をかき、足

が滑りにくくなり、血圧や心拍数も上がって、すぐに闘争や逃走ができる状態になることをご存じでしょうか？

これは動物が生き延びるために起こる、生物としては正常かつ自然の反応。生物としては正常なのです。人間も同様にストレスにさらされると、交感神経が強くはたらき、血圧が上昇するのです。

とはいっても、ストレスが加わるたびに反応していたのではたまったものではないですよね。血圧を上げないためにも、なるべく心おだやかに過ごし、ストレスをため込まないよう意識しましょう。

あぶない！ 激怒したとき、私の血圧は２００を超えた！

私は今ではいたって温厚に周囲に接していますが、若いころには机をたたいて激しく怒ったこともあります。

かつて、院内のスタッフが用意した患者さんのカルテに貼り付けてあったデータが、別人のものだったという大きなミスが発生し、こともあろうにそのことを外来の患者さんに指摘されてしまったことがありました。

当時、患者さんの検査結果はカルテ室のスタッフが貼ることになっていました。私はおどろいてカルテをチェックすると、また別の箇所のデータも貼り間違えていたのです。

なにか事故があったら取り返しがつかないと思い、外来を中断してカルテ室に向かいました。

「どうしてこんないい加減なことをするんだ！　人の命がかかっているという自覚はないのか!!」

私は担当医に怒りをぶちまけ、机をこぶしでドンッとたたきました。生まれてこのかた、こんなに怒ったことはありません。
そのとき、ふと「血圧はどうなったかな」と思い、血圧計を見てみると、なんと200㎜Hg以上ありました。

仮に200㎜Hg以上になっても、ストレスによる血圧の上昇が、ときどき起きる程度であれば問題はありません。しかし、それが頻繁に起きたり、血圧が高いまま下がらなくなったりすると、さまざまなリスクが高まります。

このため、効果的にストレスを解消しなければなりません。

スポーツ観戦も血圧を上げる要因に

あるアメリカの研究機関が、心筋梗塞などの心臓疾患が起こりやすい人の性格に関する調査を発表しました。この人たちは、攻撃的で、野心的で、競争心を持ち、いつも時間に追い立てられている生活をしていました。

これらは、いわゆる仕事をテキパキとこなす人によくみられる特徴です。このような性格の人は、高血圧になりやすく、それが災いして高い確率で心臓疾患を引き起こしてしまうので気をつけましょう。

そして気をつけてほしいことがもうひとつあります。それはスポーツ観戦です。

サッカー、野球、テニス、ラグビー、ボクシング……スポーツ観戦が好きな方は多いですよね。**じつは、スポーツ観戦は、たまに楽しむ程度なら問題はありませんが、熱中すると血圧を上げてしまいます。**ひいきのチームがある人は、応援が過度にならないようにセルフコントロールしてください。あまりに熱中すると、血圧が上がって脳卒中を起こしかねないので注意が必要です。

05

冷たい飲み物の一気飲みは、血圧を上げ心臓をおびやかす

冷たい物は ヒートショックを引き起こす

本項は、お酒好きの方、とくにビール党は必見です。心してお読みください。

ここまでヒートショックが血圧を急に上げたり下げたりしますと説明してきましたが、これは外気のみが影響しているわけではありません。

火照った身体に流し込む冷たい飲み物も、ヒートショックを引き起こす要因になります。

しかも、皮膚から感じる温度差ではなく、身体の内部が直接感じる温度差ゆえに、受けるダメージはより強烈。**食道は心臓のすぐ近くを通っているの**

で、**「冷たい飲み物の流し込み」は、心臓にじかに冷水を浴びせかけているようなものです。**

暑いときは血管は拡張して血圧が下がりますが、冷たい飲み物を飲むと末梢血管が収縮して、血圧が上がります。私も夏に冷たいかき氷を食べただけで、収縮期血圧が125㎜Hgから140㎜Hgに急上昇したことがありました。

夏場の冷えたビールにちょっと待った！

以前、私の上司が、ジョッキの生ビールを飲み干したときに急に胸が痛くなったことがあると話していました。**冷えたビールを一気に飲んだことで狭心症の発作が起きたのです。**幸い命に別状はありませんでしたが、恐ろしい思いをしたといっていました。

暑い日に大ジョッキの生ビールをゴクゴク飲む。あの気持ち良さは経験した者でないとわかりませんが、そんな何気ない行為にも危険がかくれているのです。

ですから、**炎天下の屋上ビヤホールで冷えたビールを何杯も飲む行為には、細心の注意が必要なのです。**

ビール以外でも、冷たいジュースやお茶、冷水などの一気飲みも同様にヒートショックを引き起こす要因になります。

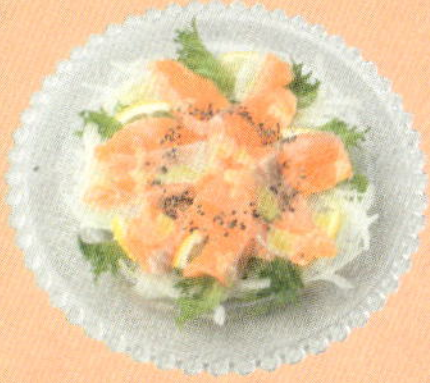
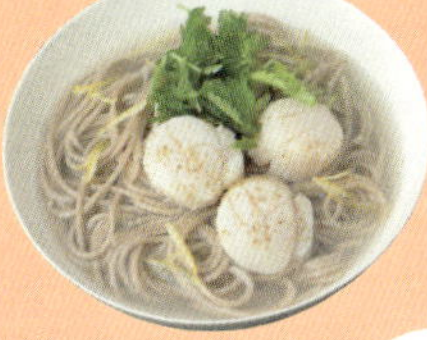
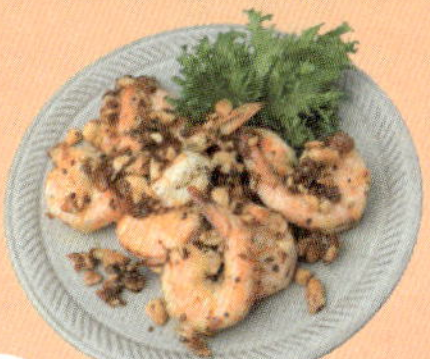
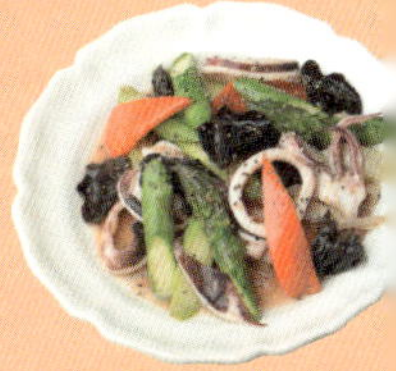

第4章

おいしい無塩レシピ

無理なく続けられる減塩生活をサポート!

【計量の単位】小さじ1＝5ml、大さじ1＝15ml、1カップ＝200ml、いずれもすりきりで量ります。
【電子レンジの加熱時間】600Wの場合の目安です。500Wの場合は2割増しにしてください。（機種によって多少異なる場合があります。）
※このレシピは「無塩」に特化したものです。コレステロールや中性脂肪、血糖値等、健康に不安がある方はかかりつけの医師に相談してください。

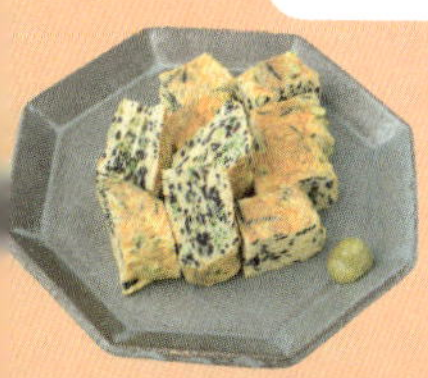
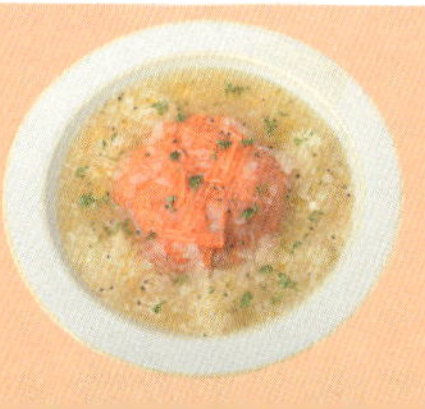
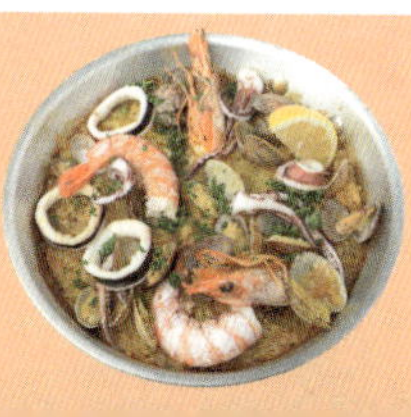
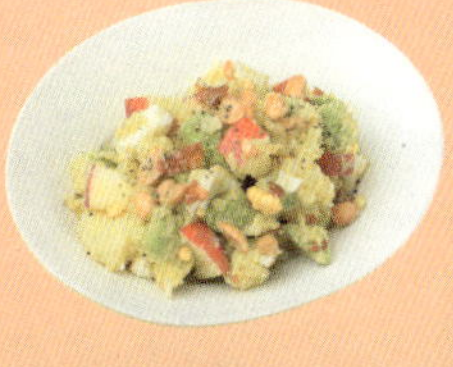

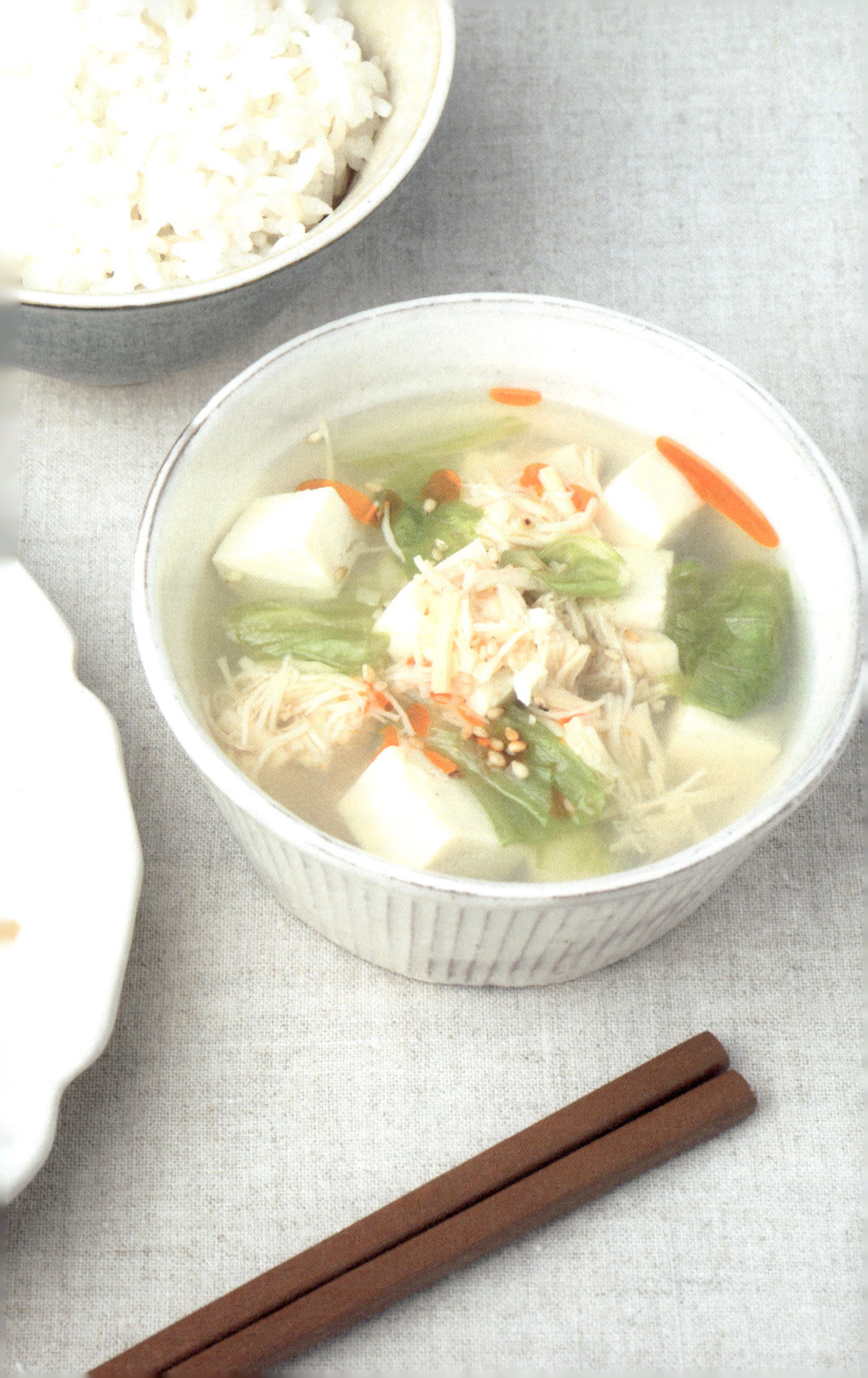

ピリッと旨辛イカと野菜のペッパー炒め定食

ごはんが進むイカと野菜のペッパー炒めに
旨味たっぷり酸辣湯風の豆腐とホタテの無塩スープで
大満足の定食メニュー

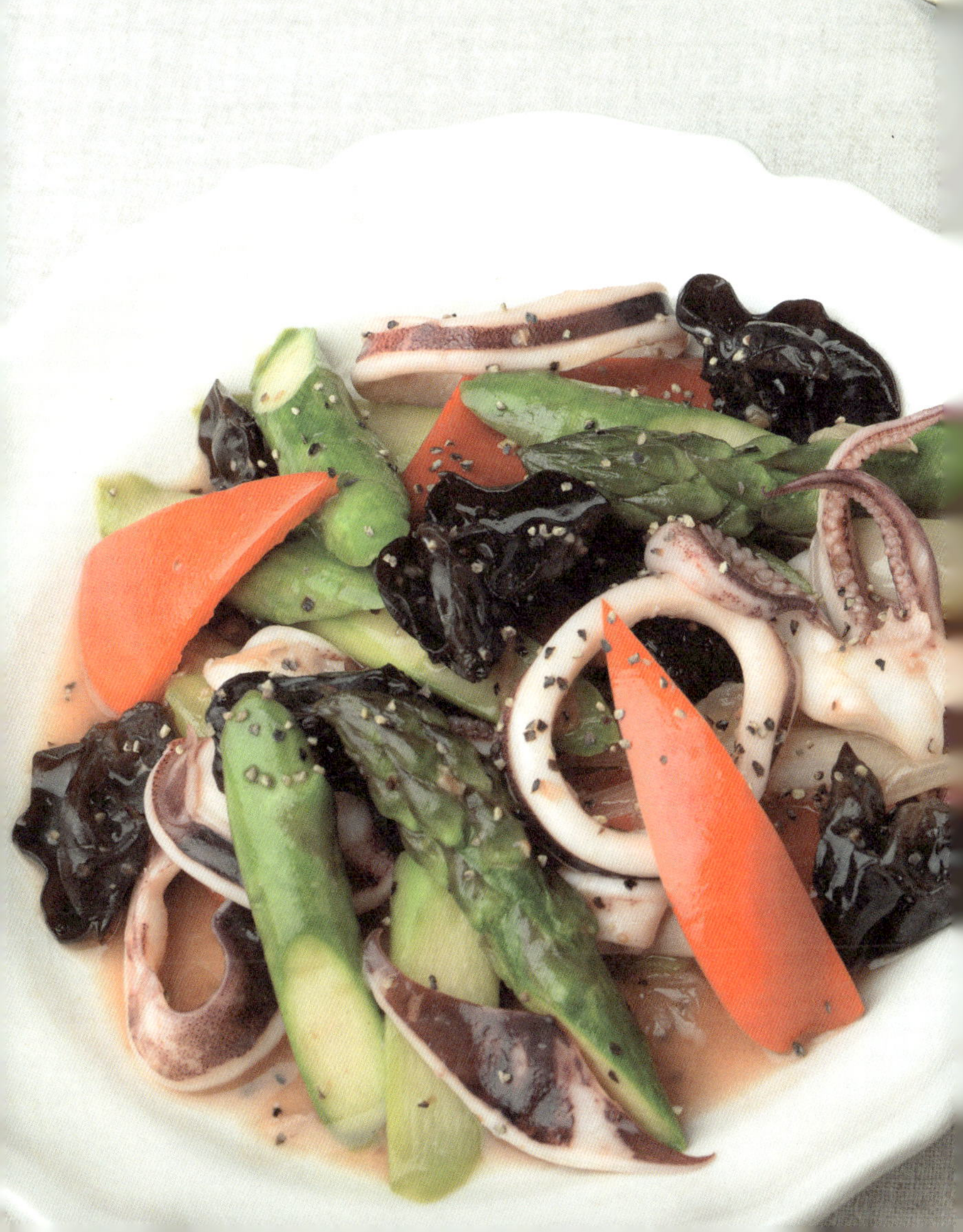

スパイシーで旨味たっぷりな一皿
タウリン、DHA、EPAをおいしく摂取

塩分 0.3g

イカと野菜のペッパー炒め

材料（2人分）

乾燥きくらげ…2g
イカ（ヤリイカがおすすめ）…150g
アスパラ…1束
パプリカ…1/3個
ねぎ…1/3本
にんにく…1片
しょうが…1かけ
サラダ油…小さじ1
A【ブラックペッパー…小さじ1/4、片栗粉…小さじ1、水…大さじ6、酒…大さじ2】
ごま油…小さじ1

作り方

①乾燥きくらげをぬるま湯で戻す。水気をきり、石づきを除き一口大に切る。イカは1センチ幅の輪切り、アスパラは硬い部分をピーラーで除いて3センチ幅の斜め切りにする。パプリカは乱切り、ねぎは斜め薄切り、にんにくはみじん切り、しょうがは千切りにする。Aは混ぜ合わせておく。
②フライパンにサラダ油を敷き、にんにくとしょうがを入れて炒め、香りがしてきたらねぎを入れ炒める。
③ねぎが少ししんなりとしたら、パプリカ、アスパラを入れて炒め合わせる。油が回ったら火を止めてAを混ぜながら加える。火をつけひと煮立ちさせる。
④イカときくらげを加えて火を通しながら水分を飛ばす。イカに火が通ったら火を止め、ごま油を回しかける。

片栗粉のとろみで、ピリッとしたこしょうの風味や食材の旨味を閉じ込めた、ごはんと相性の良いおかず。

塩分 0.4g

ホタテ缶を汁ごと加えるから、
旨味がぎゅっと濃縮

豆腐とホタテの無塩スープ

材料（2人分）

豆腐（木綿）…100g
レタス…大2枚
しょうが…1かけ
ホタテ缶（小）…1缶
酒…大さじ2
水…1と1/2カップ
こしょう…少々
ごま・ラー油・酢…各適宜

作り方

①豆腐は1センチ角に切る。しょうがは千切りに。レタスは2センチ幅に切る。
②豆腐、しょうが、ホタテ缶、酒、水、こしょうを入れてひと煮立ちさせたら、アクを除く。
③アクが取れたら火を止め、レタスを加えてひと混ぜする。
④レタスがしんなりとしたら器に盛り付け、ごまとラー油、酢をふる。

仕上げに酢やラー油をたらすだけで、味に深みが出ます。
酸辣湯風スープとしていただけます。

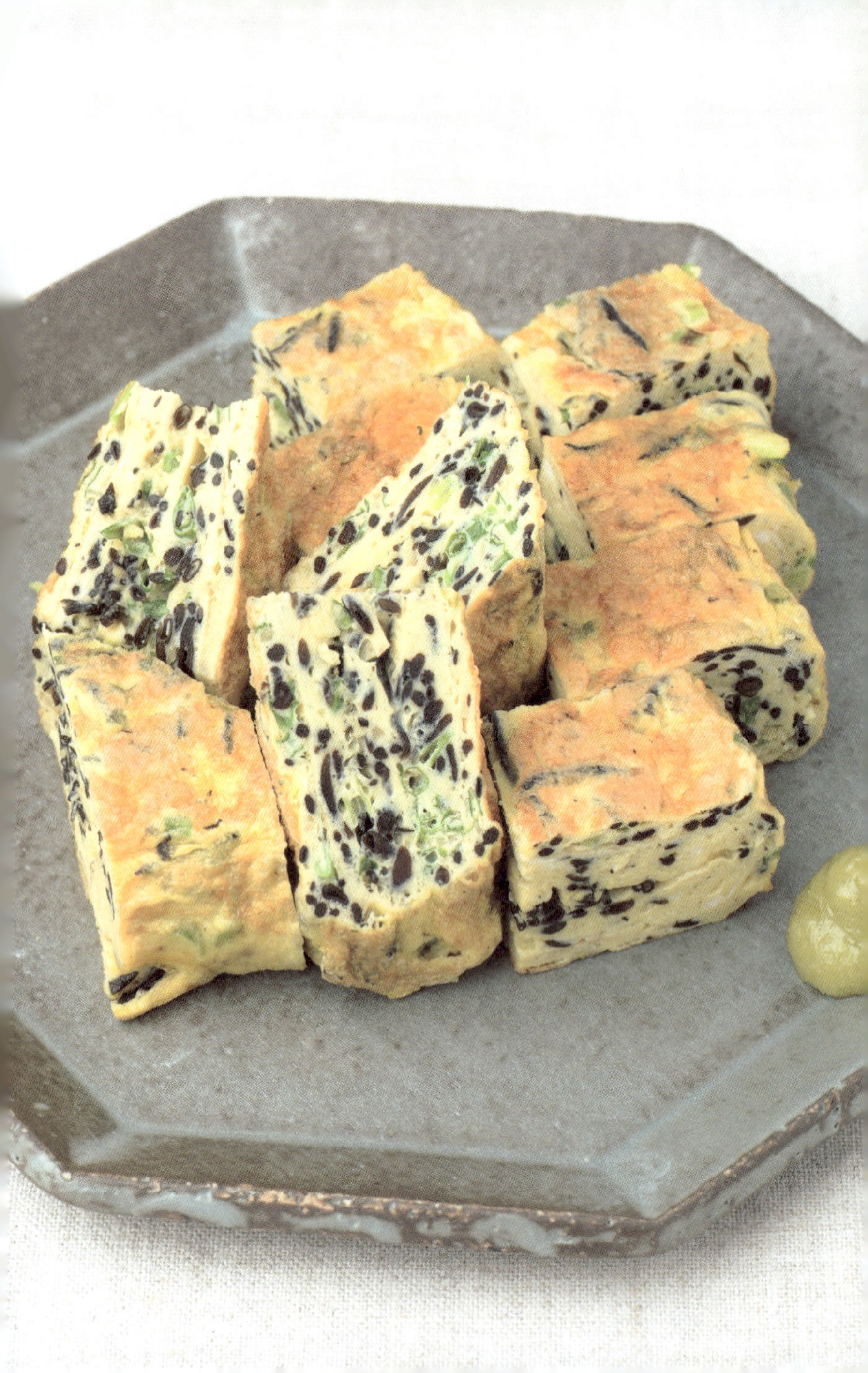

塩分 0.4g

塩もしょうゆも使わず旨味たっぷり大満足
ひじきでカリウムを摂取

ねぎとひじきの厚焼き卵

材料（2人分）

万能ねぎ…5本
生ひじき…大さじ4
卵…3個
水…大さじ2
すりしょうが…1かけ分
ごま油・わさび…各適宜

※乾燥ひじきを使用する場合は、大さじ1/2のひじきをたっぷりのお湯に入れてラップをして約8分蒸らし、水気をきったものを使用する。

作り方

①万能ねぎは小口切りにする。卵を溶きほぐし、ねぎとひじき、水、しょうがを入れて混ぜ合わせておく。
②卵焼き用のフライパンにごま油を敷いて熱し、卵液を半分程度流し入れ、かきまぜる。
③半熟状になったら奥から手前へ巻き、残りの卵液を2回程度に分けて流し入れ巻いていく。
④食べやすい大きさに切って盛る。わさびを添えて、つけながらいただく。

たっぷりのねぎとひじきの香りが楽しめます。わさびを卵液の中に入れて巻いて焼くのもおすすめです。

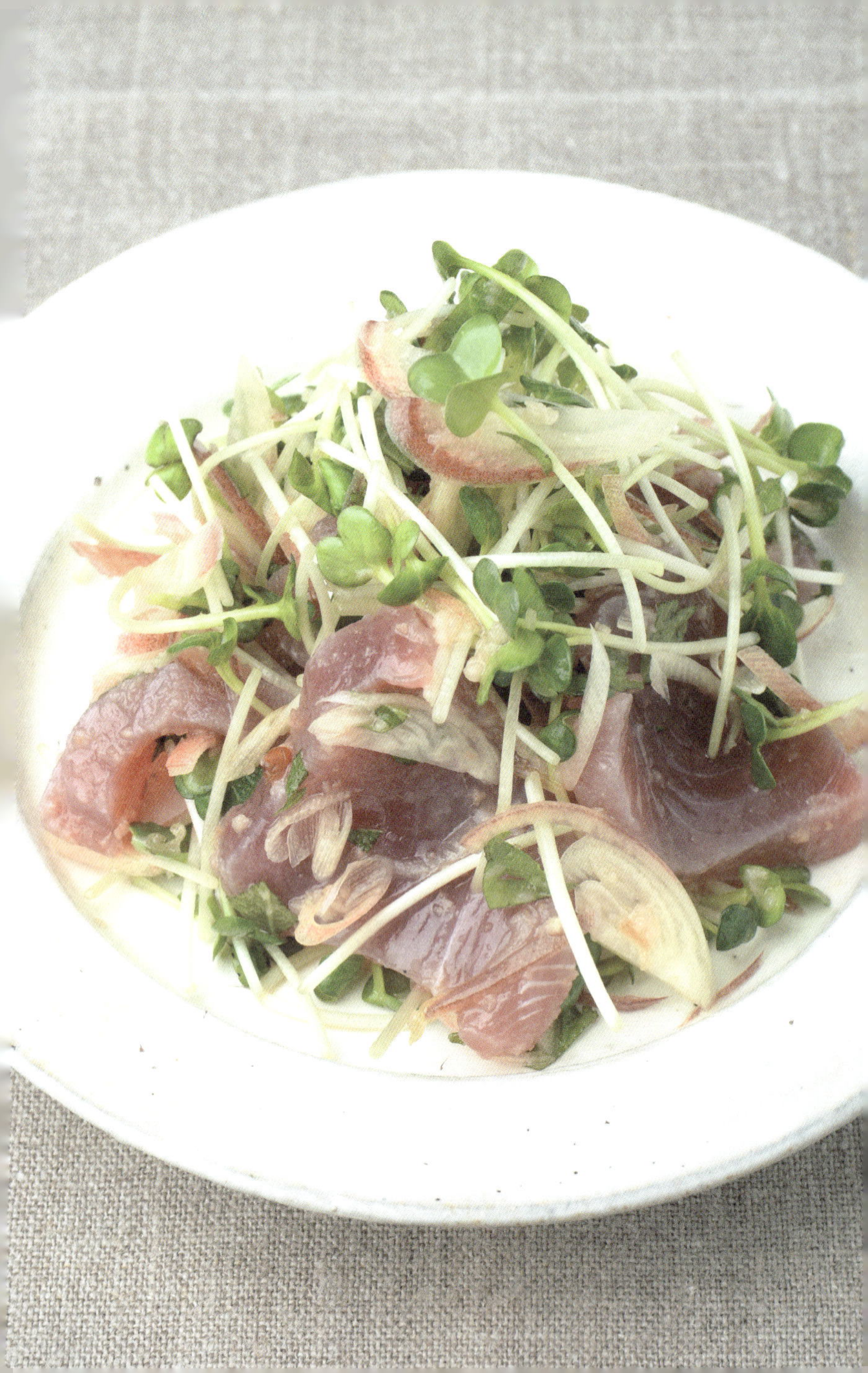

塩分 0.1g

しょうゆを使わないのに味がしっかり
たっぷりの薬味で味わうカツオの一皿

カツオの香り和え

材料（2人分）

カツオ（サク）…100g
みょうが…2本
かいわれ…40g、
A【酢…小さじ2、すりにんにく・すりしょうが…小さじ1/2、山椒…少々】

作り方

①カツオを1センチ幅に切る。みょうがは縦半分に切り、斜めに千切りにする。かいわれは半分の長さに切る。
②ボウルにAを入れて混ぜ、①をざっくりと和えて器に盛り付ける。

酢を少したらすことで、素材の旨味がより引き立ちます。
アジやイワシなど、香りの強い魚でも楽しめます。

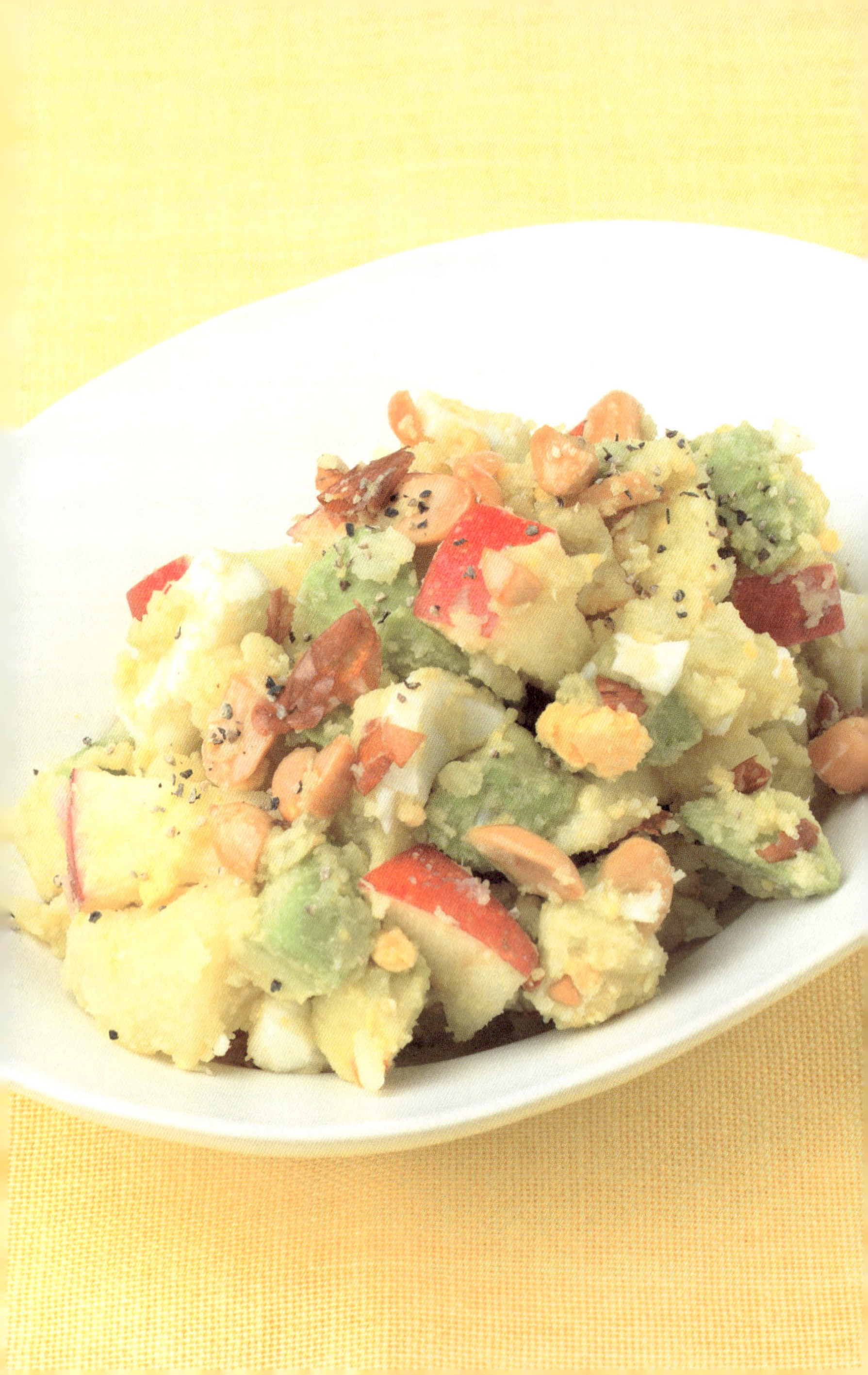

塩分 0.4g

アボカドでカリウムを
ピーナツでポリフェノールを摂取できる

アボカドと卵の絶品ポテサラ

材料(2人分)

じゃがいも…2個
アボカド…1/2個
ゆで卵…1個
りんご…1/4個
わさび…大さじ1/2
レモン汁…小さじ1
ピーナツ…12粒
こしょう…少々

作り方

①じゃがいもは皮をむいて洗う。ラップで包んで電子レンジで4分加熱。ひっくり返して再び4分加熱する。
②アボカドは1センチ角、ゆで卵は粗みじん、りんごは1センチ幅に切る。ピーナツは粗くきざむ。わさびとレモン汁は混ぜ合わせておく。
③ボウルにじゃがいもを入れてフォークで粗めにつぶす。混ぜ合わせたわさびとレモン汁を入れてざっくりと混ぜる。
④そのほかの材料をすべて入れ、よく混ぜて全体をなじませる。器に盛り付け、こしょうをふる。

卵のコクとりんごの甘味、ピーナツの食感が、塩分なしでもおいしい理由。わさびの香りと辛味もアクセントに。

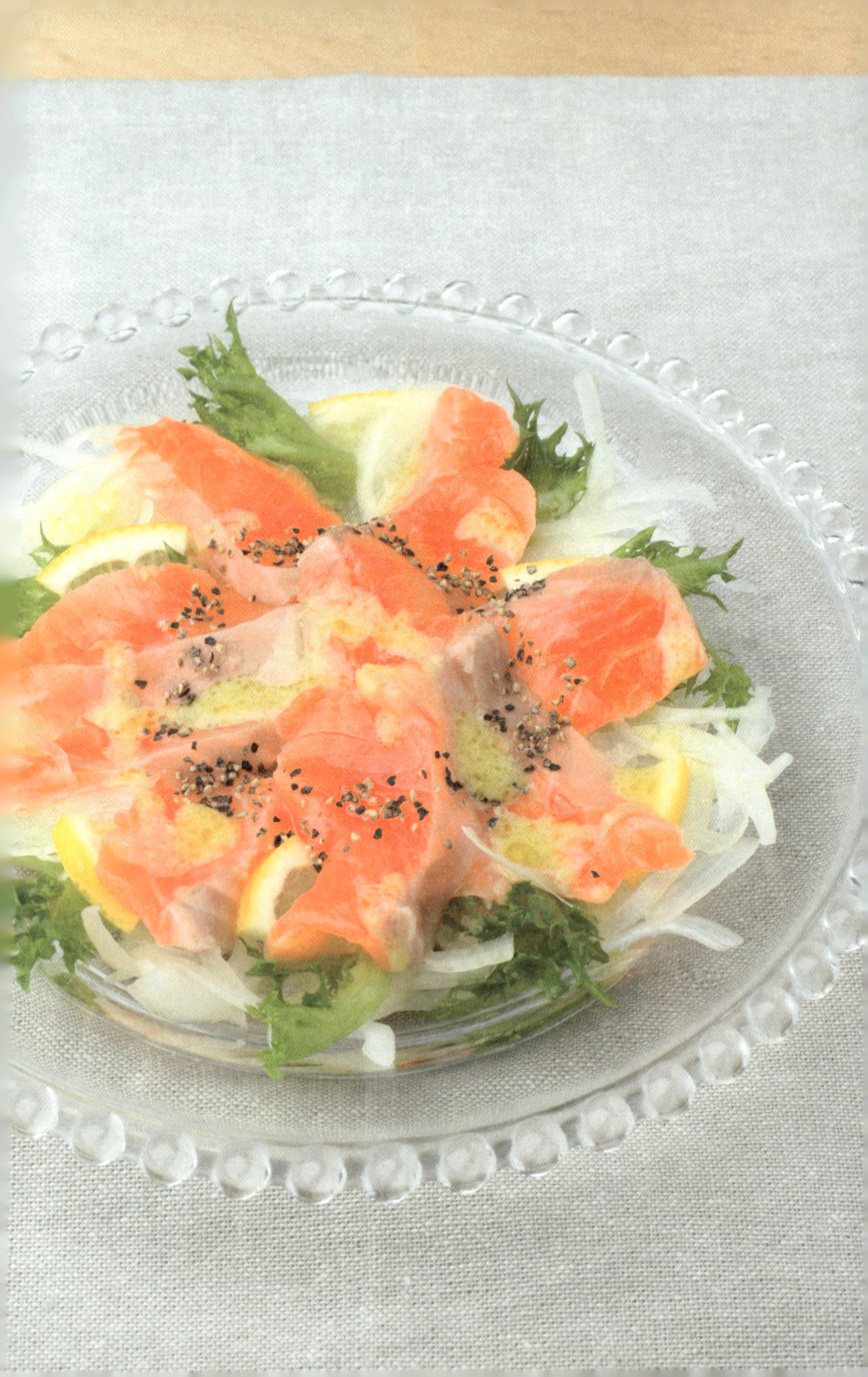

塩分 0.2g

抗酸化作用の見込める玉ねぎとサーモンを
わさびとレモンが効いた洋風ソースで

レモンとわさびが香るサーモンサラダ

材料（2人分）

玉ねぎ…1/2 個
酢…小さじ 2
サーモン（サク）…100g
レモン…1/8 個
レタス類…適宜
A【わさび…小さじ 1、レモン汁・オリーブオイル…各大さじ 1、砂糖…小さじ 1/2】
こしょう…適宜

作り方

①玉ねぎを薄切りにし、酢でしっかりともみ、約 5 分置く。しんなりしたら水でさっと洗って水気をよくきる。
②サーモンは食べやすくスライスする。レモンはいちょう切りにし、レタス類はちぎる。
③器に玉ねぎを敷き、レタス、サーモン、レモンを飾り、A を混ぜ合わせたドレッシングを全体に回しかけて、こしょうをふる。

サーモンの脂がわさびとレモンですっきりとした味わいに。
たっぷりの玉ねぎをサーモンで巻いて食べるのがおすすめ。

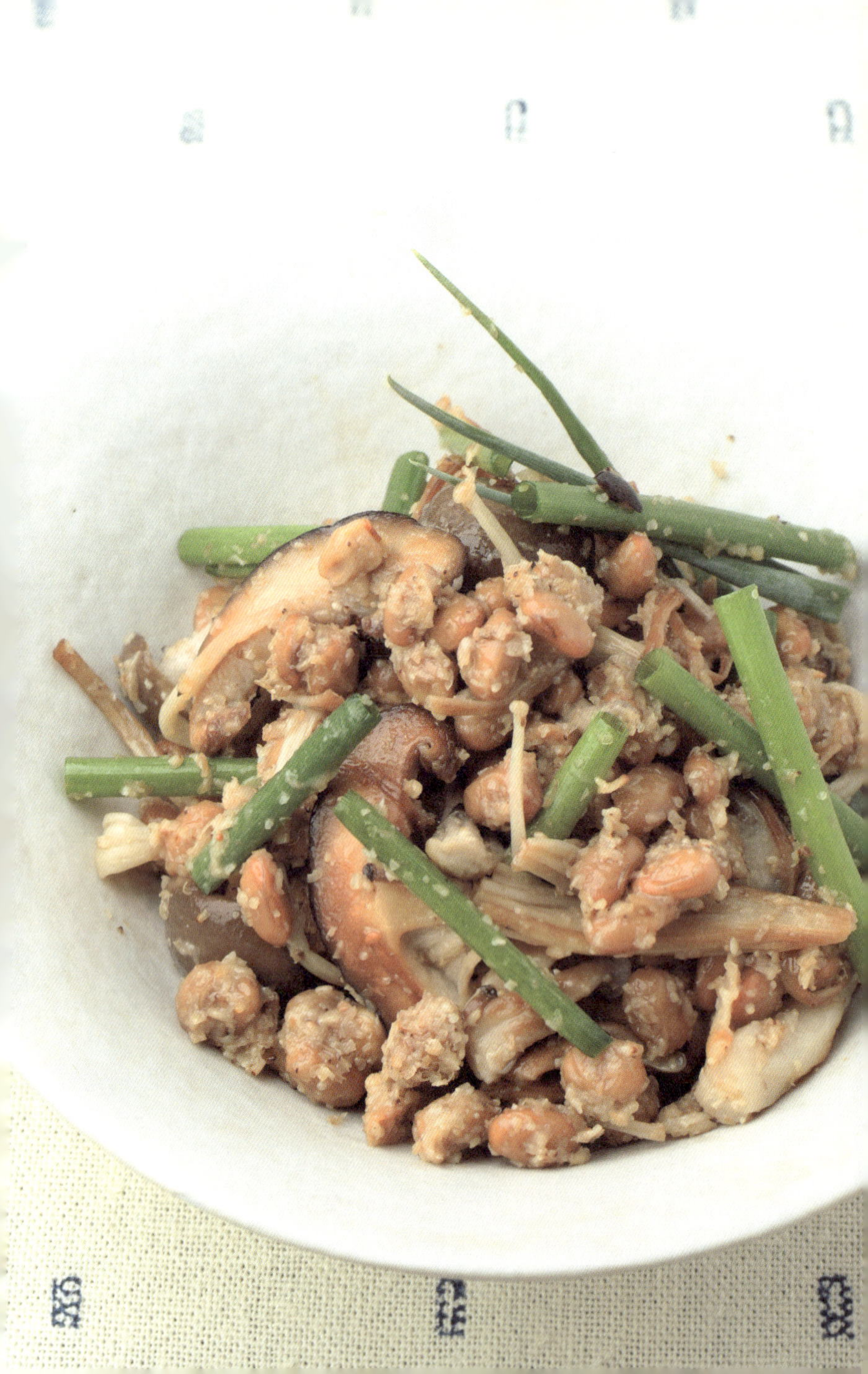

塩分 0.1g

カリウム豊富な納豆を
すりごまの香りときのこでいただく一品

納豆と焼ききのこの和え物

材料（2人分）

納豆…1パック
きのこ類（えのき、しいたけ、しめじ使用）…100g
万能ねぎ…3本
酒…小さじ2
ごま油…小さじ1
A【酢…小さじ2、からし…小さじ1/2（納豆の添付のものも含めて入れてOK）、すりしょうが…小さじ1/2、すりごま…大さじ2】

※しいたけは薄切りにするなどして、納豆とからみが良くなる大きさに切るのがおすすめ。

作り方

①きのこ類は石づきを除いてほぐし、食べやすい大きさに切り、酒を全体にまぶす。万能ねぎは3センチ幅に切る。
②フライパンにごま油を敷き、①のきのこを入れて焼く。焼き色がついたら火を止める。
③ボウルにAと納豆を入れてよく混ぜる。さらに、①の万能ねぎと②のきのこを入れてざっくりと混ぜたら、器に盛り付ける。

ごま油で焼き色を付けたきのこの香ばしさと食感が特徴。納豆がたれを使わずおいしくいただけます。

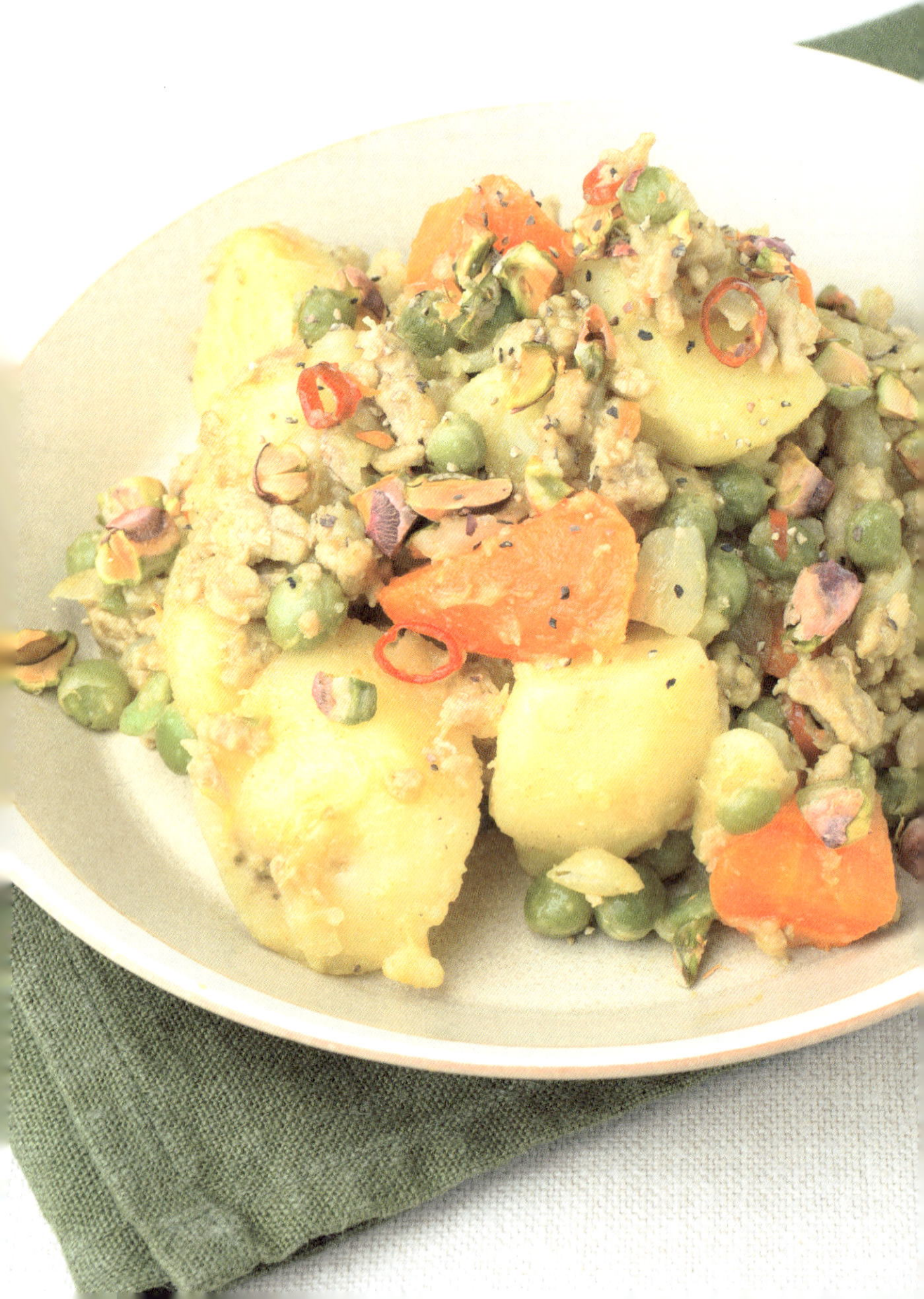

塩分 0.4g

塩を使わずカレー粉やクミンの香りと
野菜の旨味でいただくインドの「サブジ」風

ピリッとスパイス肉じゃが

材料（2人分）

じゃがいも…大2個
にんじん…1/2本
玉ねぎ…1/2個
しょうが…1かけ
油…小さじ1
豚ひき肉…100g
輪切り唐辛子…適宜
水…1と1/2カップ
白ワイン…大さじ2
A【カレー粉…小さじ2、酢…大さじ1、クミンパウダー…小さじ1/3、砂糖…小さじ1】
グリーンピース…50g
ピスタチオ…10粒
こしょう…少々

作り方

①じゃがいもの皮をむき、一口大に切り水でもみ洗いする。にんじんは乱切り、玉ねぎは粗みじん切りに、しょうがはみじん切りにする。
②鍋に油を敷き、しょうがと唐辛子を入れ、香りがしてきたら、玉ねぎを加え半透明になるまで炒める。
③豚ひき肉を入れて炒め合わせ、色が変わったらじゃがいも、にんじん、水、白ワインを入れてひと煮立ちさせ、アクを取る。
④Aを加えて蓋をし、中火弱で約10分煮る。じゃがいもに竹串が刺さったら蓋を開け、グリーンピースを加えて中火強で水分を飛ばしながら煮切る。
⑤器に盛り付け、殻から外して粗くきざんだピスタチオとこしょうを全体にふる。

短時間で旨味が行きわたるひき肉と、ほっくり煮込んだじゃがいもが絡んで一層スパイシーに。カレー粉だけでもOK。

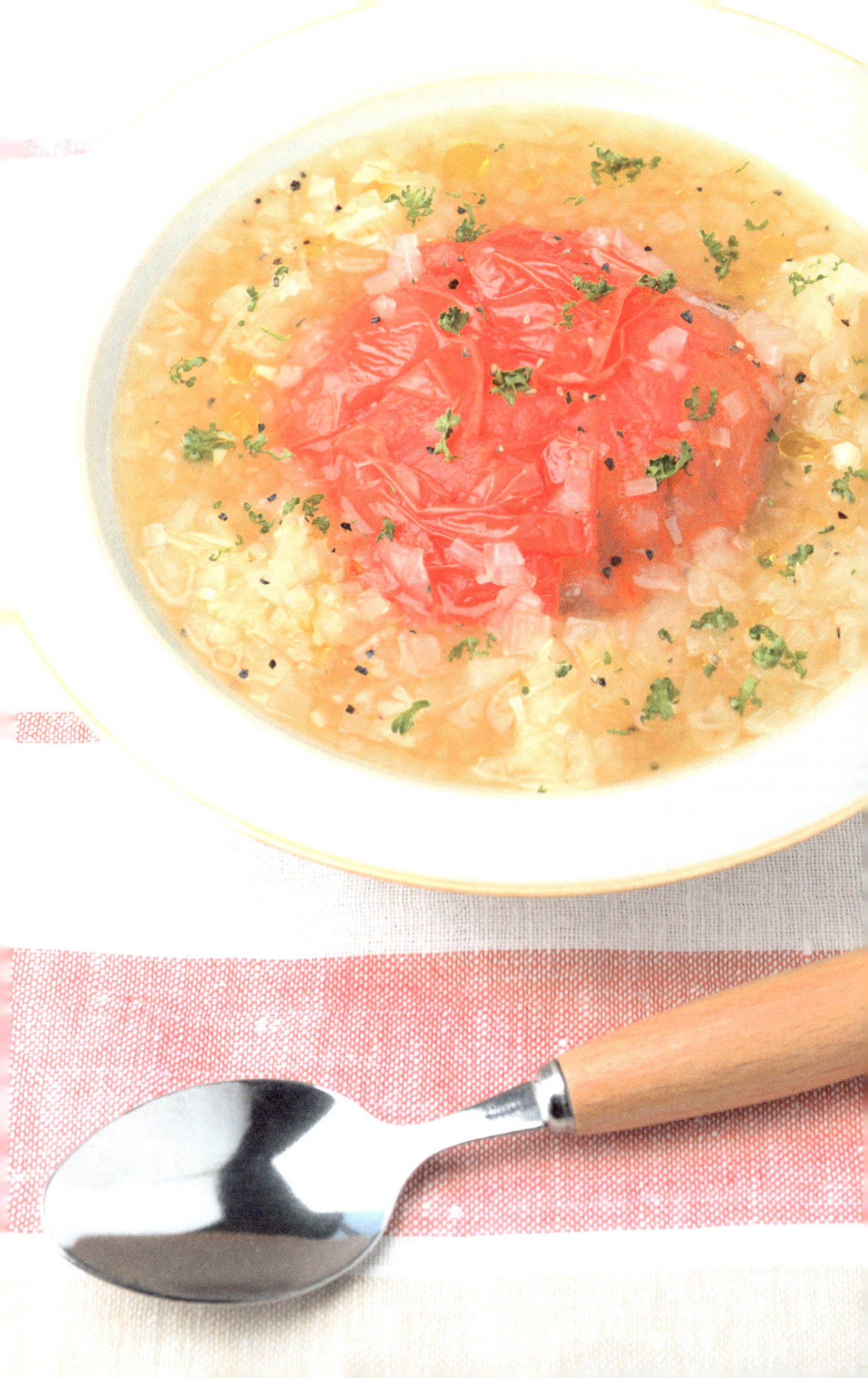

塩分 0.3g

トマトを崩しながらいただく
ボリュームたっぷり「食べるスープ」

まるごとトマトの満足スープ

材料（2人分）

トマト…2個
玉ねぎ…1個
オリーブオイル…小さじ2
A【粒マスタード…小さじ2、水…1と2/3カップ、白ワイン…1/3カップ】
こしょう・パセリ…各適宜

作り方

①トマトのヘタを包丁の先でくり抜く。玉ねぎはみじん切りにする。
②鍋にオリーブオイルを熱し、玉ねぎを入れ炒める。
③玉ねぎが半透明になってきたらトマトのヘタの部分を下にして入れる。
④Aを入れて蓋をし、中火弱で20～30分蒸し煮にする。（水分が出てきてトマトが柔らかくなっていれば良い）
⑤器に盛り付け、パセリをちぎってちらし、こしょうをふる。

白ワインと粒マスタード、たっぷりの玉ねぎと一緒に蒸したトマトの甘みと旨味が楽しめる濃厚な「食べるスープ」です。

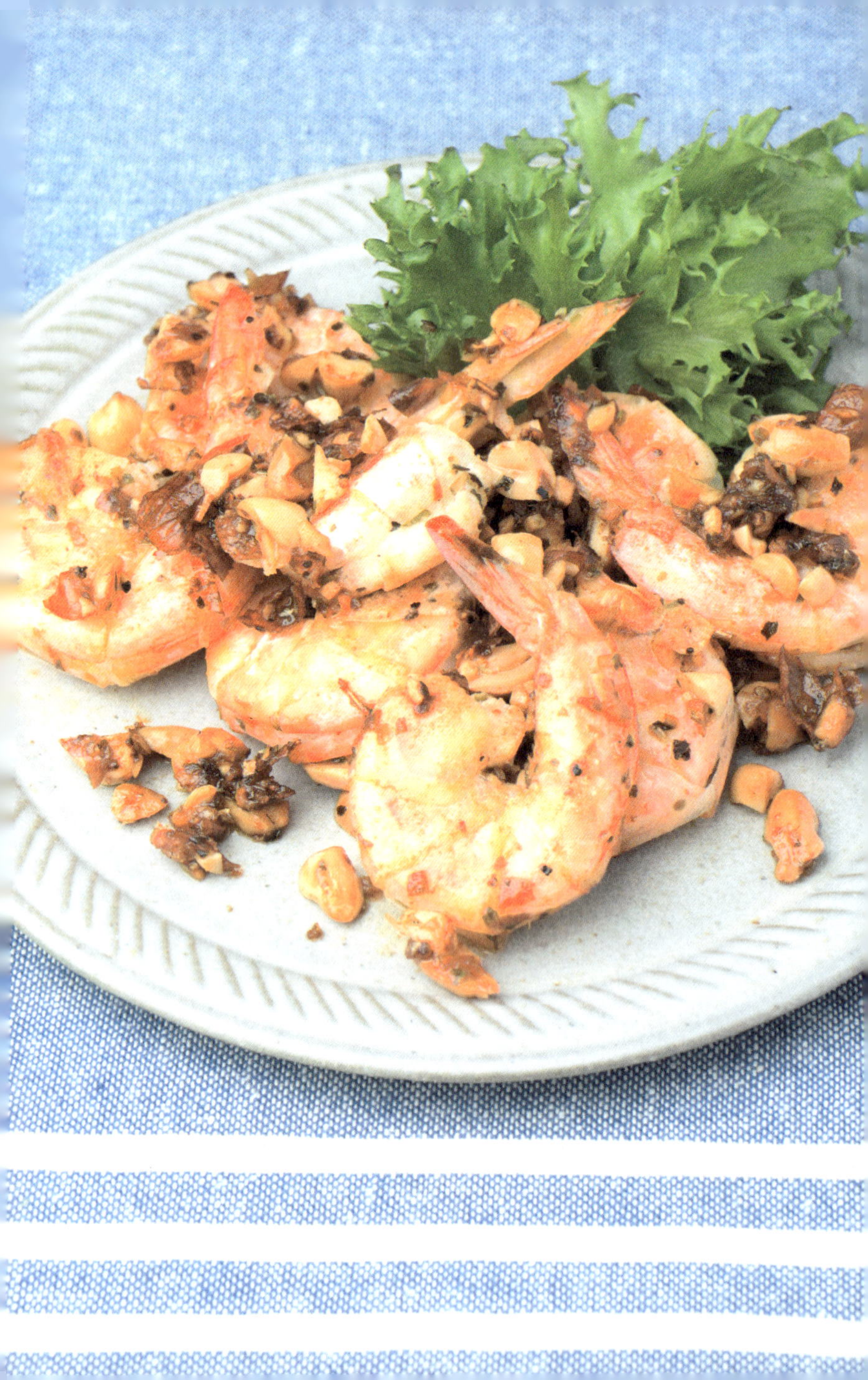

塩分 0.3g

降圧効果のあるエビやピーナツを
スパイシーな一皿でたっぷりと

カリッとおいしいガーリックシュリンプ

材料（2人分）

エビ（殻がやわらかいバナメイエビがおすすめ）…8尾
白ワイン…大さじ1
すりにんにく…小さじ1/2
にんにく…2片
ピーナツ…12粒
小麦粉…小さじ1
オリーブオイル…大さじ1
輪切り唐辛子…適宜
ドライハーブ（バジル・オレガノ等お好みのものでOK）…小さじ1/2
レタス類…適宜

作り方

①エビは剣先と尾の先端を除き、背中に切り込みを入れる（硬いので、ハサミを利用しても良い）。水でしっかりと洗い、背わたがあれば取り除く。水気をふきとり、白ワインとすりにんにくをもみ込む。にんにくとピーナツは粗くみじん切りにする。
②フライパンにオリーブオイルを敷き、にんにく、ピーナツ、輪切り唐辛子を入れ炒める。香りがしてきたらエビに小麦粉を絡ませて入れ、炒め合わせる。
③エビに火が通ったらドライハーブを入れてさっと混ぜ合わせ、器に盛り付ける。

にんにくとハーブの香りにピーナツをプラス。食感も楽しめる一品。炒めたピーナツやにんにくも食べましょう。

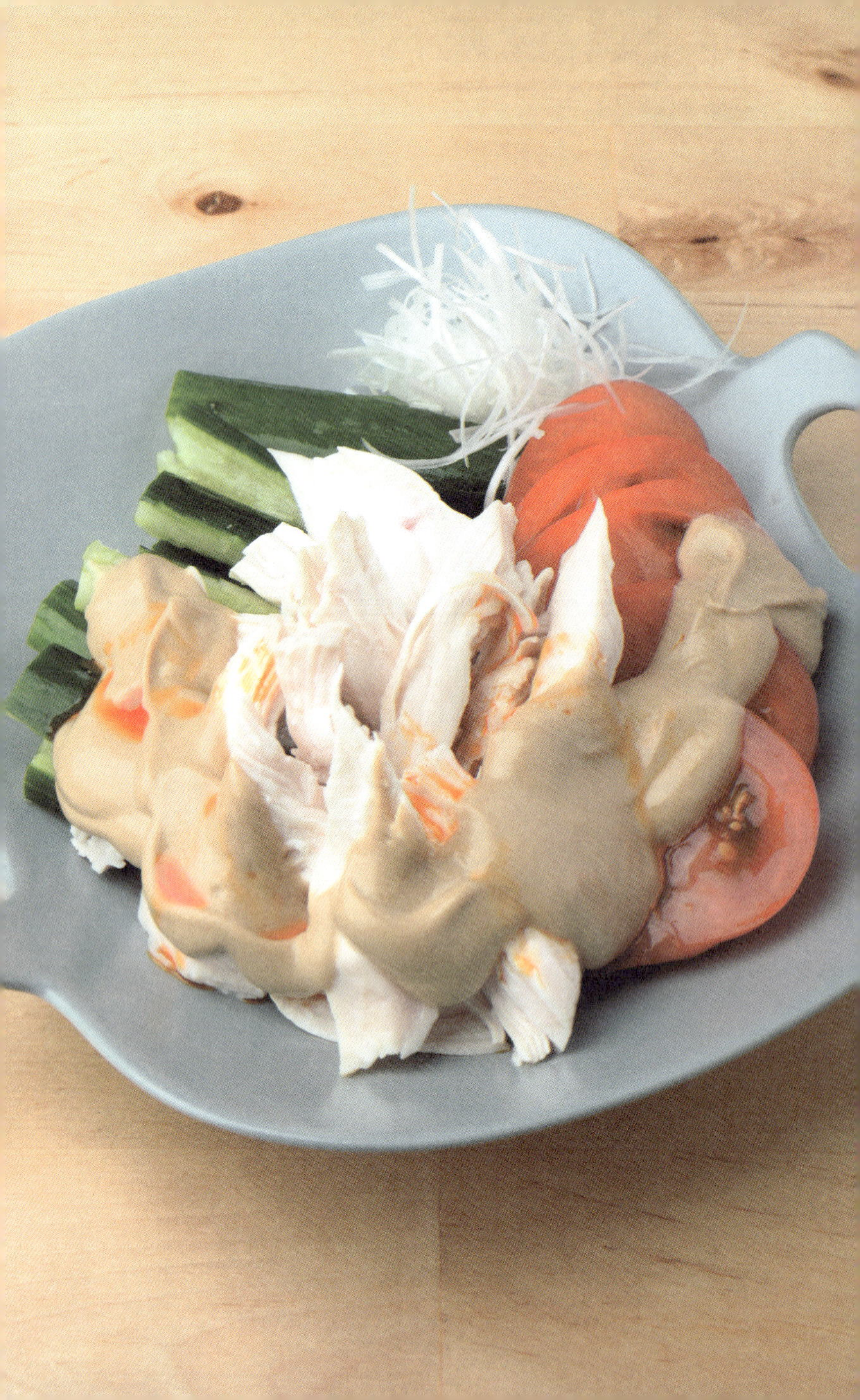

塩分 0.1g

無塩でもおいしい！　濃厚なゴマだれ
お酢を加えるとさっぱりさわやかに

濃厚ごまだれバンバンジー

材料（2人分）

鶏むね肉（皮なし）…200g
水…3カップ
酒……大さじ3
きゅうり…1本
トマト…1個
ねぎ…8センチ
A【白ねりごま…大さじ2、酢…大さじ1、ごま油…大さじ1/2、ラー油…小さじ1/2、砂糖…小さじ1/2、すりしょうが…小さじ1/2】

作り方

①鍋に水と酒を入れてひと煮立ちさせる。
②繊維に沿って2～3等分に切った鶏むね肉を入れて1分加熱したら火を止め、蓋をして約7～8分蒸らす。火が通ったら取り出して大きめに裂く。
③きゅうりはヘタを除いてたたき、全体が少しやわらかくなったらスティック状に切る。トマトは7ミリ幅にスライスする。
④ねぎは、4センチ幅に切り外側は白髪ねぎにする。中心部分はみじん切りにし、Aと混ぜ合わせてソースをつくる。
⑤器に盛り合わせ、ソースを全体にかけ、お好みでラー油をたらす。

鶏むね肉は、お酒をたっぷり入れた湯で保温させることで、香りよく、しっとりと仕上がります。

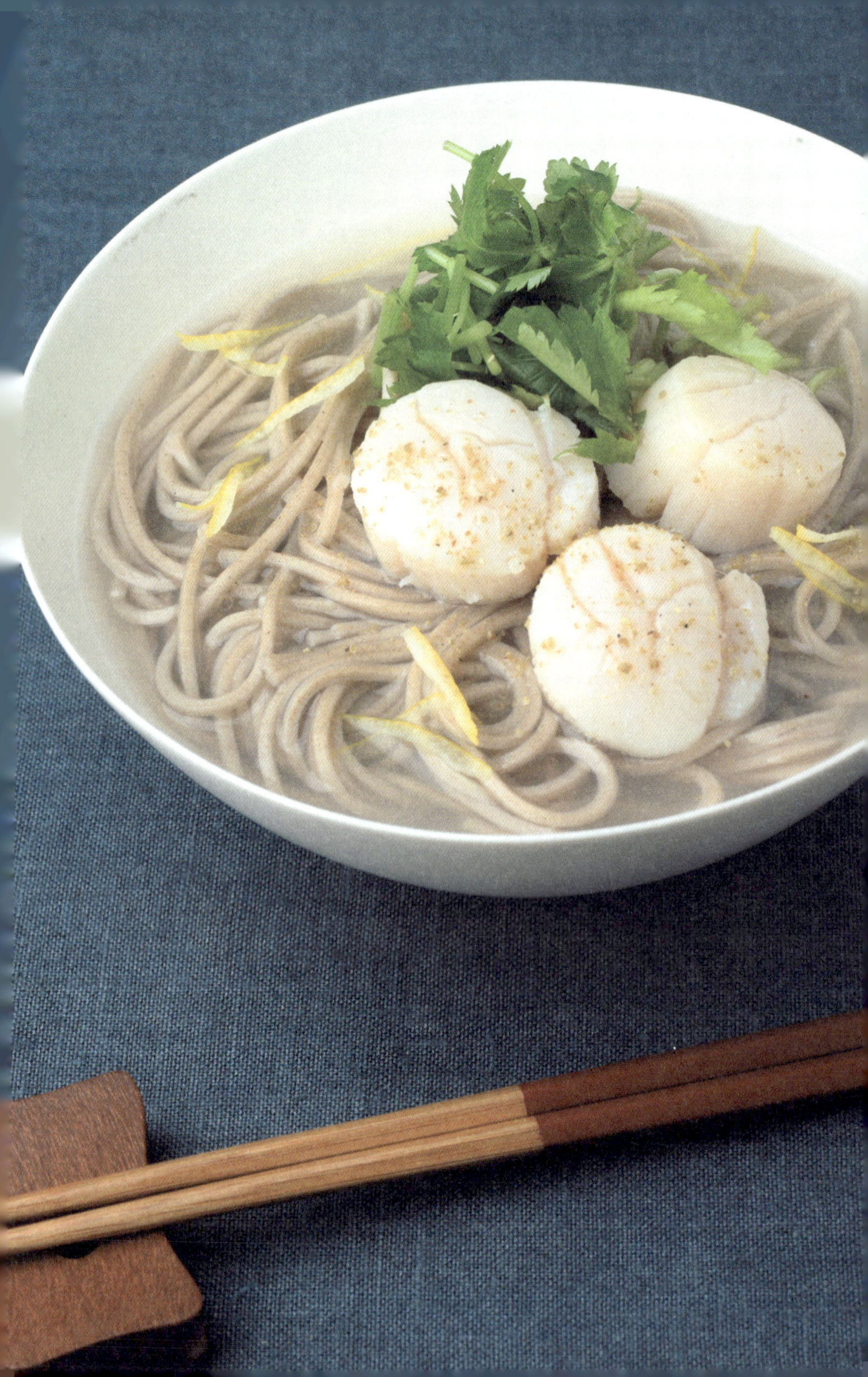

塩分 0.2g

めんつゆ不使用！　そばのゆで汁に、ホタテの旨味と山椒の香りをきかせた血圧にやさしいそば

ホタテと山椒のこく旨そば

材料（2人分）

そば…生そば2玉
ホタテ貝柱…6個
三つ葉…1束
水…3と1/2カップ
山椒…小さじ1/2
ゆずの皮（なければレモンの皮で）…適宜

作り方

①三つ葉は　ざく切り、ゆずの皮は千切りにする。
②水を鍋に入れて沸かし、そばを入れてひと煮立ちさせ、ときどき混ぜながらゆでる。表示よりも1分早めに麺のみを取り出し、器に盛り付ける。
③鍋に残ったゆで汁にホタテと山椒を入れて約1分火を通す。
④ホタテと煮汁を器にそそぎ、三つ葉とゆずの皮を添える。上から山椒をふる。

素材の旨味を楽しむ1品。汁が少なめなので濃厚なそばの香りが楽しめます。そばは十割そばを選びましょう。

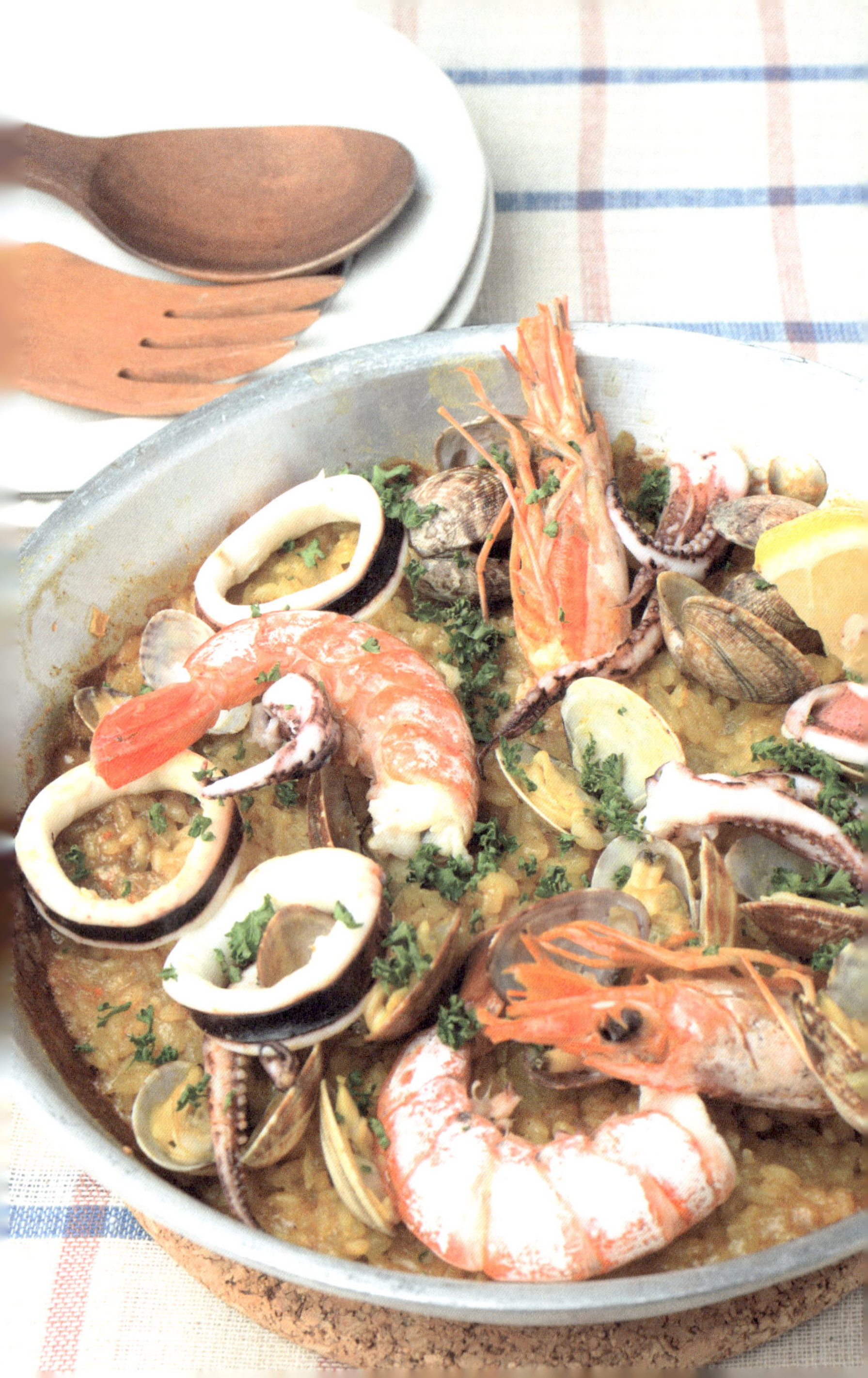

塩分 0.4g
※3人分として算出

イカ、エビでカリウム摂取。魚介の旨味と
カレー粉の香りでいただく無塩パエリア

旨味ぎっしり魚介のパエリア

材料（2〜3人分）

米…1合
玉ねぎ…1/2個
にんにく…2片
オリーブオイル…大さじ1
アサリ…80g
有頭エビ…2尾
イカ（ヤリイカがおすすめ）…100g
A【水…3/4カップ、白ワイン…大さじ2、カレー粉…小さじ2】
パセリ・レモン…各適宜

作り方

①玉ねぎとにんにくはみじん切り、イカは輪切りにする。アサリはこすり洗いをする。有頭エビもよく洗い、頭を外し、足を除く。
②フライパンにオリーブオイルを敷き、にんにくを炒め、香りがしてきたら玉ねぎを加えて半透明状になるまで炒める。
③米を加えて炒め、なじんできたら火を止める。
④Aを加えてよく混ぜる。エビ、アサリ、イカを上にのせて蓋をし、中火でひと煮立ちさせる。
⑤全体がしっかりと沸騰したら、弱火にして約10分炊く。
⑥炊きあがったら火を止め、ちぎったパセリを散らして蓋をし10分蒸らす。レモンを添える。

レモンを絞ると、旨味がアップ。鍋やフライパンで炊くと、魚介の旨味が詰まったおこげも楽しめます。

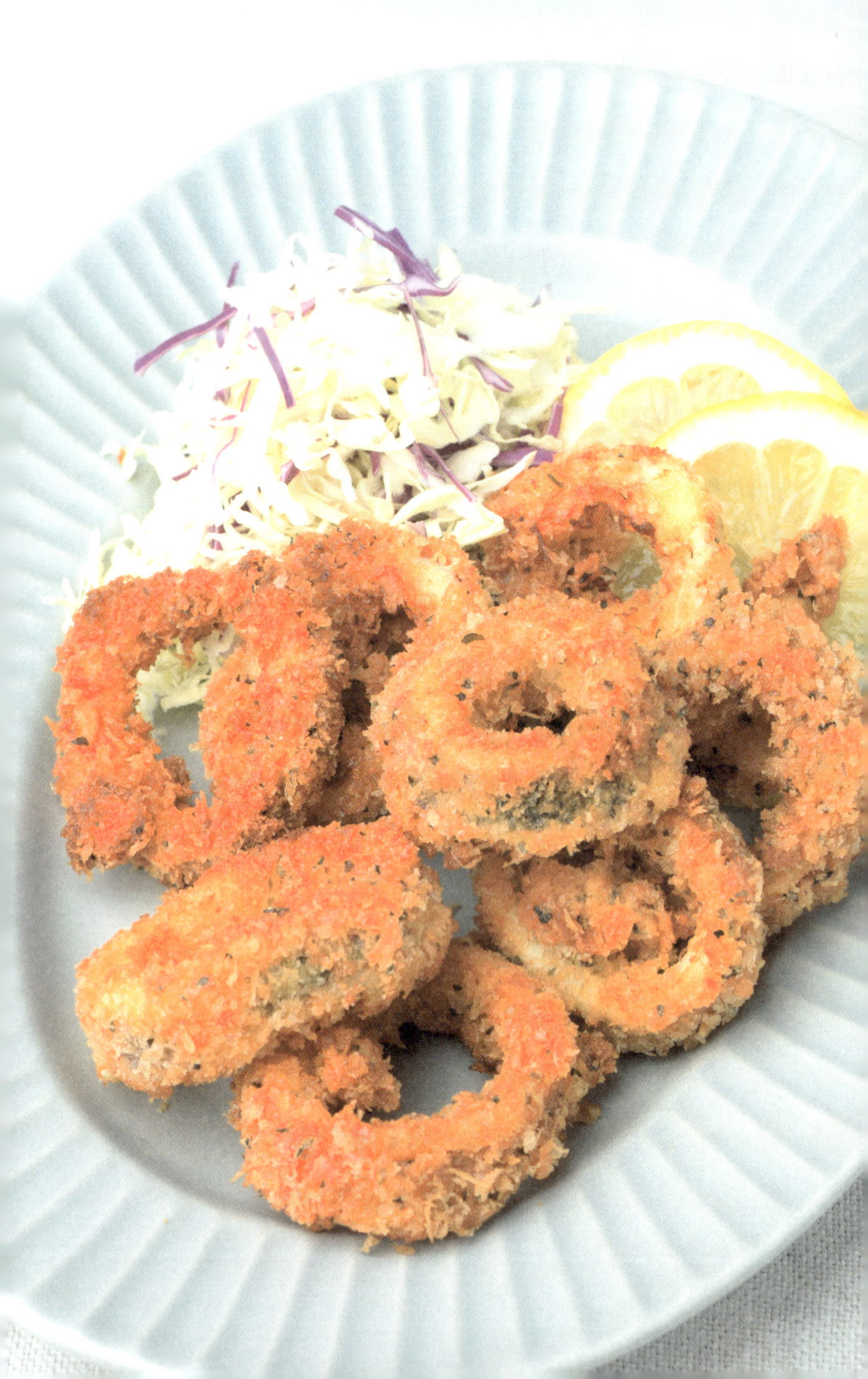

塩分 0.4g

ハーブが香る衣でイカの旨味が引き立つ
しょうゆやソースはいりません!

味わいしっかりイカリング

材料(2人分)

イカ(ヤリイカがおすすめ)…200g
小麦粉…大さじ2
卵…1個
パン粉…大さじ6
ドライハーブ(バジル・パセリ等お好みの物でOK)…小さじ1/2
キャベツの千切り・レモン…各適宜

作り方

①イカは太めの輪切りにして水気をふいておく。パン粉の中にハーブ類を混ぜ合わせておく。
②小麦粉⇒溶いた卵⇒ハーブパン粉の順につけて、170～180度でカリッとするまで揚げる(入れてすぐにさわるとはがれやすくなるので、入れてしばらくはそのまま置いておくと良い)。
③器に盛り付け、好みでキャベツの千切り、レモンを添える。

お好みで、小麦粉や卵にもハーブを入れると、一層味に深みが出て楽しめます。

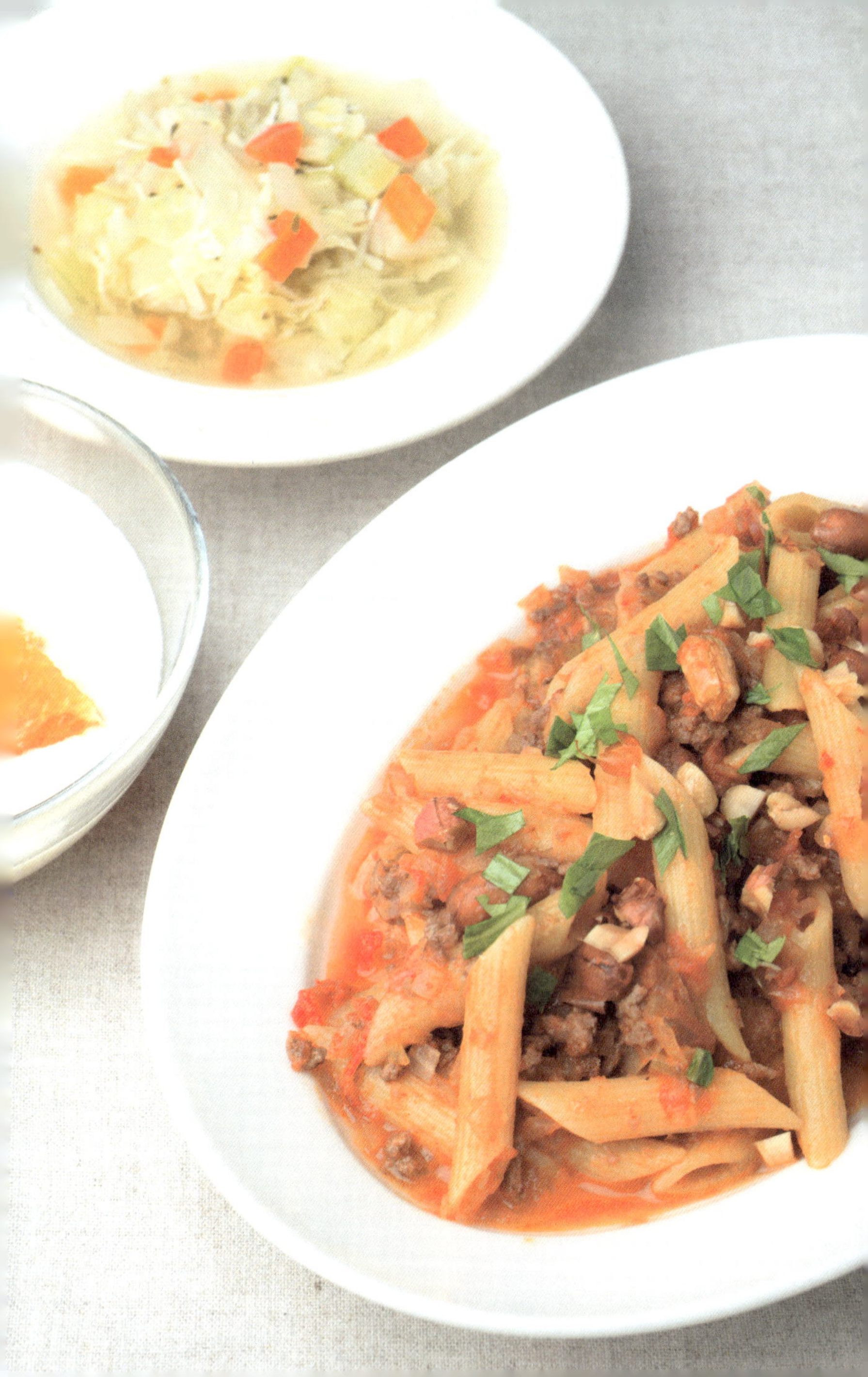

塩分 0.1g

塩を一切加えずにつくれる
大満足の驚き無塩パスタ

無塩ボロネーゼ

材料（2人分）

合いびき肉…100g
玉ねぎ…1/2個
にんにく…2片
セロリ…1/2本
ピーナツ…12粒
オリーブオイル…小さじ2
輪切り唐辛子…適宜
小麦粉…小さじ2
ペンネ…100g
A【水…2カップ、カットトマト缶…200g、赤ワイン…1/2カップ、ドライハーブ（お好みのもの）…小さじ1/3、砂糖…小さじ1、カレー粉…小さじ1/2】
無塩バター…20g
イタリアンパセリ・タバスコ…各適宜

作り方

①玉ねぎ、にんにく、セロリはすべてみじん切りに。ピーナツは3〜4粒粗めに刻み、飾り用にとっておく。
②フライパンにオリーブオイルを敷き、にんにくと唐辛子を入れて炒め、香りがしてきたら玉ねぎとセロリを入れて炒める。
③半透明になったら合いびき肉を加え、ポロポロになるまで炒める。さらに小麦粉を加え、粉っぽさがなくなるまで炒める。
④ペンネ、残りのピーナツ、Aを加え一煮立ちさせる。時々混ぜて約12分煮る。
⑤ペンネに火が通ったら水分を飛ばし煮詰める。火を止めてバターを加える。
④器に盛り、ピーナツを散らす。好みでイタリアンパセリ、タバスコをかける。

ピーナツと赤ワインで、コクや食感、旨味をプラス。
お好みでシナモンをふると一味違った風味に。

弱火でじっくり蒸し煮にした
野菜の旨味と甘味たっぷりのスープ

塩分 0g

旨味たっぷり野菜スープ

材料(2人分)

キャベツ…150g
玉ねぎ…1/2個
にんにく…1片
にんじん…1/5本
セロリ…1/3本
えのき…50g
オリーブオイル…小さじ2
水…1と2/3カップ
白ワイン…大さじ2
ドライハーブ(好みのもの)・酢…各適宜

作り方

①キャベツ、玉ねぎ、にんじん、セロリ、えのきを1センチ幅に切る。にんにくはみじん切りにする。
②鍋にオリーブオイルを敷き、にんにくを入れて香りが出るまで炒める。
③玉ねぎ、セロリを入れて炒め、半透明になったら、そのほかの野菜を入れ、ざっと炒める。
④少ししんなりとしたら水と白ワイン、ドライハーブを入れて蓋をし、弱火で約15分蒸し煮にする。
⑤全体がしんなりとして野菜に火が通ったら火を止め、酢を入れて器に盛り付ける。

仕上げに塩の代わりに酢をたらしていただきます。野菜は何でもOK。弱火でじっくりと蒸し煮にすることがポイント。

第 5 章

血圧を下げるツボとストレッチ

血圧がすーっと下がる簡単な方法

01

誰でも簡単に血圧を下げられる魔法のスイッチ「合谷《ごうこく》」

降圧効果の大きい万能のツボ

両手の親指と人さし指の付け根にあるデルタ地帯。ここに東洋医学で「合谷」と呼ばれるツボがあります。このツボは指圧師や鍼灸《しんきゅう》師から「万能のツボ」とされているありがたい部位。ここを刺激すると、身体の痛みや不調も不思議にケロリと治ります。

とくに効果があるのが血圧の高い人で、合谷を一定時間指圧すると、うそのように血圧が下がります。人によって多少の差異はありますが、血圧の高い人は**合谷を5分ほど押していると、10分後には血圧が20〜30㎜Hgほど下がるのです。**極端な例では、170㎜Hgあった最大血圧が、合谷指圧によって短期間のうちに120㎜Hgにまで下がった患者さんもいました。

降圧のツボはいくつか存在しますが、そのほとんどが一時的な降圧効果を得られるだけで、実際に24時間血圧計を用いて長期間の降圧効果について実証されたのは、合谷しかありません。

指圧のときに深呼吸すると、より血圧が下がるとした本もありますが、決して鵜呑みにしないでください。前述したように深呼吸の影響力は絶大ゆえに、指圧の効果なのか深呼吸の効果なのか正確に判断できないからです。

押してビックリ、驚きの持続力

合谷を指圧して得られる効果は、血圧を下げることだけにとどまりません。肩こりや首の痛み、頭痛、歯痛、五十肩、顎関節痛、目の疲れ、聴力低下、鼻づまり、めまい、冷え、うつなどにもよく効きます。

いったいなぜ、ここまで大きな効果を得られるのでしょうか?

それは、**合谷を刺激することで血管が開き、全身の血流が良くなるからです。**実際に患者さんの合谷を押したときにレーザー体温計で測定すると、体温が約1℃上昇していることが確認できます。

ご本人も「身体がポカポカして気持ちいい」といいますから、明らかに血流が増大しているのです。

私は多くの患者さんで合谷の降圧効果を試していますが、だいたい**一度の指圧で4時間くらいは効果が持続します。**つまり、1日に3回、4時間おきに合谷を押せば、昼間の血圧を下げたままにしておくことができるわけです。

実際に1日3回、1回左右10分ほどの指圧を2ヵ月行ったところ、24時間の血圧が収縮期4・3㎜Hg、昼間で2～10㎜Hgほど、多い時間帯では23・8

㎜Hgも下がりました。

同じように降圧効果のある深呼吸は、数分たつと元に戻ってしまいますが、合谷は4時間も効果が持続するので、薬を飲まずに血圧を下げたい人にはうってつけです。ただし、強く押すと、痛みが血圧を上げてしまいます。ほどほどに抑えておきましょう。

血圧を下げるといわれるその他のツボ

血圧を下げる効果があると期待できるツボはほかにもいくつかあります。例えば、百会、人迎、足三里、曲池、風池、三陰交、懸鐘、神門、内関。なかでもとくに注目されているのは人迎でしょう。

人迎はのどぼとけから指の幅2本分（人さし指と中指）外側の、手を触れると、脈が拍動している場所にあります。

じつはこの人迎は西洋医学で特殊な扱いを受けているツボで、自律神経を司る「星状神経節」が通っています。総頸動脈の拍動部にあり、頸動脈洞の血圧をコントロールする受容器が存在。**この部分を圧迫すると、迷走神経反射が起こり、心臓の動きがゆっくりとなって、脈が遅くなり、血圧が下がるのです。**

鍼灸治療の第一人者である代田文誌《しろたぶんし》氏は、人迎が解剖学的に頸動脈洞の位置にあるため、頸動脈洞に刺鍼すると発表しました。

また、長野の鍼灸師・丸山氏によると、頸動脈洞部に皮内鍼《ひないしん》を100名の患者に刺したところ92例で降圧し、4例で血圧が上昇したそうです。

私も人迎のツボ指圧を行いますが、ある男性患者さんに施術したところ、血圧が１５０から１２６まで下がりました。

人迎の危険性を知っておこう

人迎がある頸動脈付近にはコレステロールを中心とした頸動脈のプラークが付着することがあります。

プラークはたびたび破たんすることがあり、そこに血栓が形成されると、脳梗塞になる可能性があるので注意が必要です。

したがって、この部位への指圧やマッサージは、プラークや血栓のないことを確認してから行うべきでしょう。

人迎への指圧やマッサージで注意すべきことがもうひとつあります。

昔は発作性頻拍症が起こったとき、頸動脈洞のマッサージで治すことがありました。発作性頻拍症とは、心拍数が毎分150回以上に急に増えてしまう病気です。マッサージをして頸動脈洞を圧迫すると、心臓の洞房結節や房室結節という心臓の電気刺激の経路が抑制され、徐脈となり、血圧が下がるため、脳幹にいく血液量が少なくなり、失神状態に陥ることがあります。

柔道や柔術の絞め技にも利用され、頸動脈洞反射によって失神した状態を「落ちる」と呼びます。絞め技は脳にダメージを及ぼす可能性があり、医学的には危険な行為です。

よって、**血圧を下げようとして人迎の指圧を素人が気軽に行うものではありません。脳卒中や失神の危険性があると心得てください。**

合谷のツボと押し方

降圧効果てきめんのツボ合谷。合谷は手の親指の付け根と人さし指の付け根が交差するところに３カ所あります。左右のツボを３分～５分ずつ、１日３回押しましょう。

1

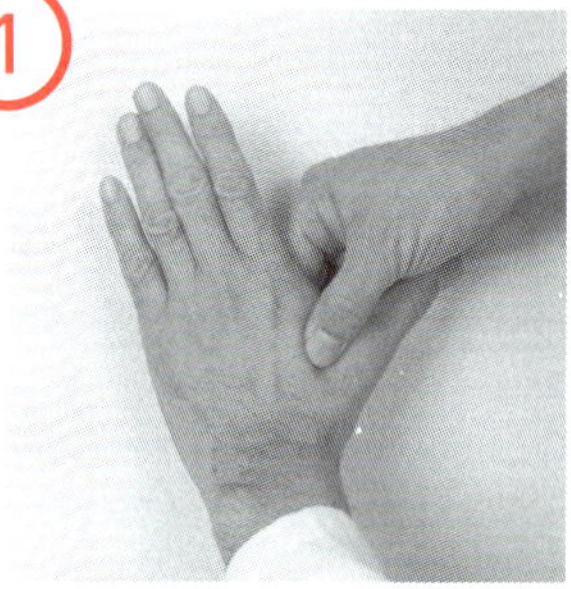

合谷は３カ所あります。
①両手の親指と人さし指の付け根の三角デルタ地帯、②人さし指の骨が親指の骨と交わるあたり、③人さし指の骨に沿ったところ、少し痛くてコリコリする場所を押します。

2

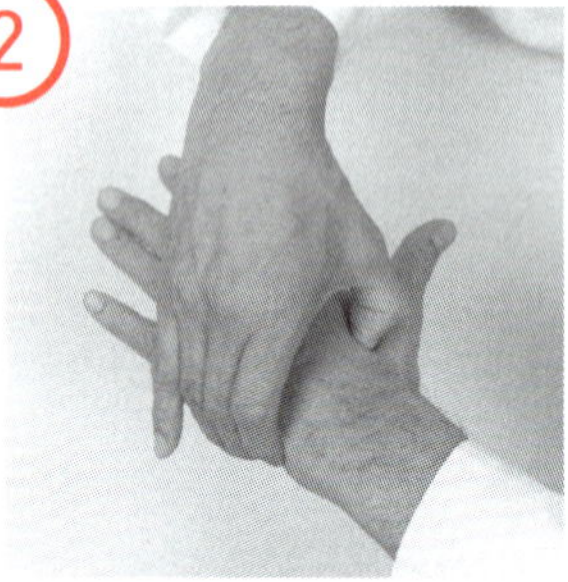

3

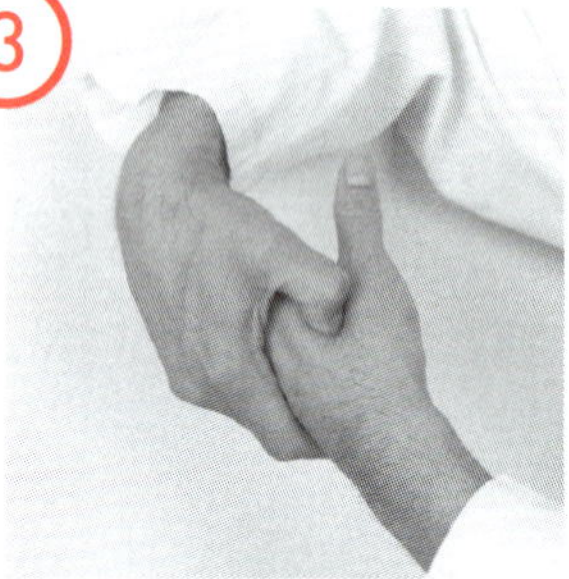

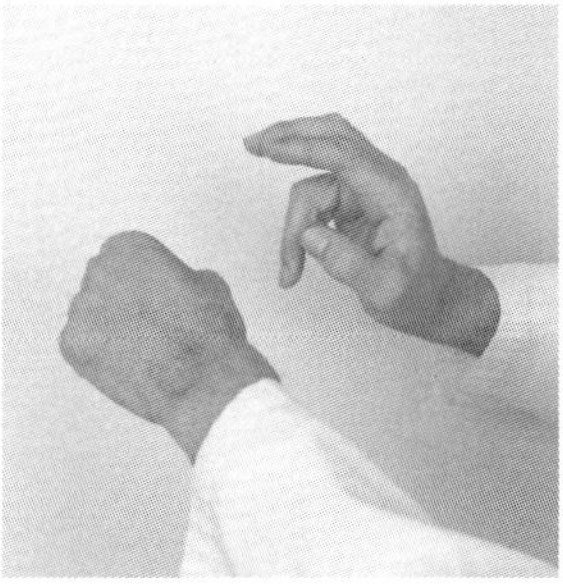

合谷が痛くて押せない、手が疲れて続かないという人は、合谷を人さし指と中指でとんとんリズミカルにたたくのも良いでしょう。

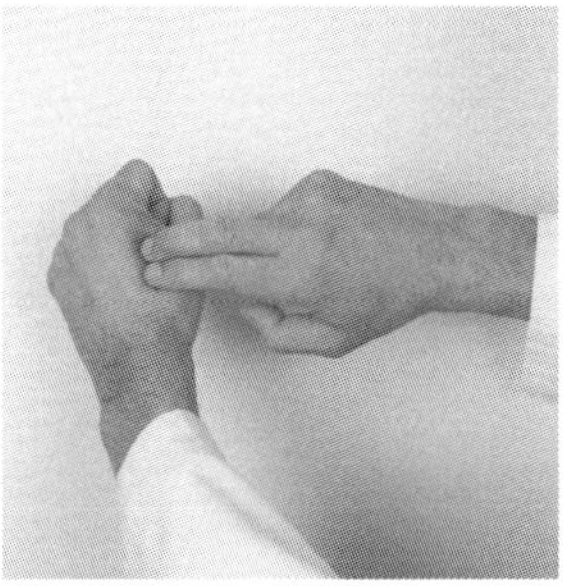

60回たたいたら、左右の手をかえて同様に行います。

02

「第2の心臓」ふくらはぎをたたいて血流を良くする

下半身に血液が滞留する現代人

心臓は強力なポンプとして全身に血液を送り出し、送られた血液は静脈を通して心臓に戻されるのですが、この動きには、適度な運動による筋肉の収縮が一役買っています。とくに重要なのはふくらはぎの筋肉で**下半身に送られた血液は、下肢の筋肉の収縮によって心臓に戻されます。**

しかし、運動不足が慢性的になっている多くの現代人は、ふくらはぎの筋力が衰えたり、筋肉が硬くなったりして、血液を心臓に戻す強い力が備わっていません。そうすると下半身に血液が滞留しがちになって、冷え性や足のむくみが起こってきます。

この状態を改善するには、ふくらはぎの筋肉を適切に動かしてやるのが一番です。ウオーキングやジョギングなどがベストですが、運動の時間が取れない人には、私が考案した「渡辺式ふくらはぎパンパン法」をおすすめしています。

もむより楽な「渡辺式ふくらはぎパンパン法」

私のところに来る患者さんを調べたところ、**血圧の高い人の約半分が、ふくらはぎの筋肉が硬くなって**おり、つまむと痛みを訴えていました。

もう半数の人は、ふくらはぎが柔らかく、つまんでも柔らかで痛みを訴えませんでした。さらに調べると、ふくらはぎが柔らかくてつまんでも痛くない人は、普段よく歩いていました。

固くなったふくらはぎの筋肉をほぐすにはマッサージが理想的なのですが、

ふくらはぎの筋肉は大きく、マッサージするにはかなりの握力が必要で、すべての人が必ずしも自分でできるわけではありません。ましてや、運動不足で筋肉が固くなっていると、ほぐすのは大変です。

私が提唱する「渡辺式ふくらはぎパンパン法」は、握力を必要としません。

ある患者さんに「渡辺式ふくらはぎパンパン法」を試してもらったところ、10分間で、片方の足の体積が合計320ミリリットルも減少しました。足のむくみは下半身に滞留した血液の水分が血管の外にしみ出した結果ですから、血流が良くなったことで細胞外の水分が回収されたのです。

「渡辺式ふくらはぎパンパン法」は毎日3回くらい行うのが、より効果的です。とくに筋肉が柔らかくなっているお風呂上がりのタイミングをおすすめします。

ふくらはぎパンパン法のやり方

「第2の心臓」と呼ばれるふくらはぎ。筋肉が大きいので、もむのはちょっと大変ですが、パンパンたたくだけでも、マッサージと同じ効果が得られます。

ふくらはぎの側面

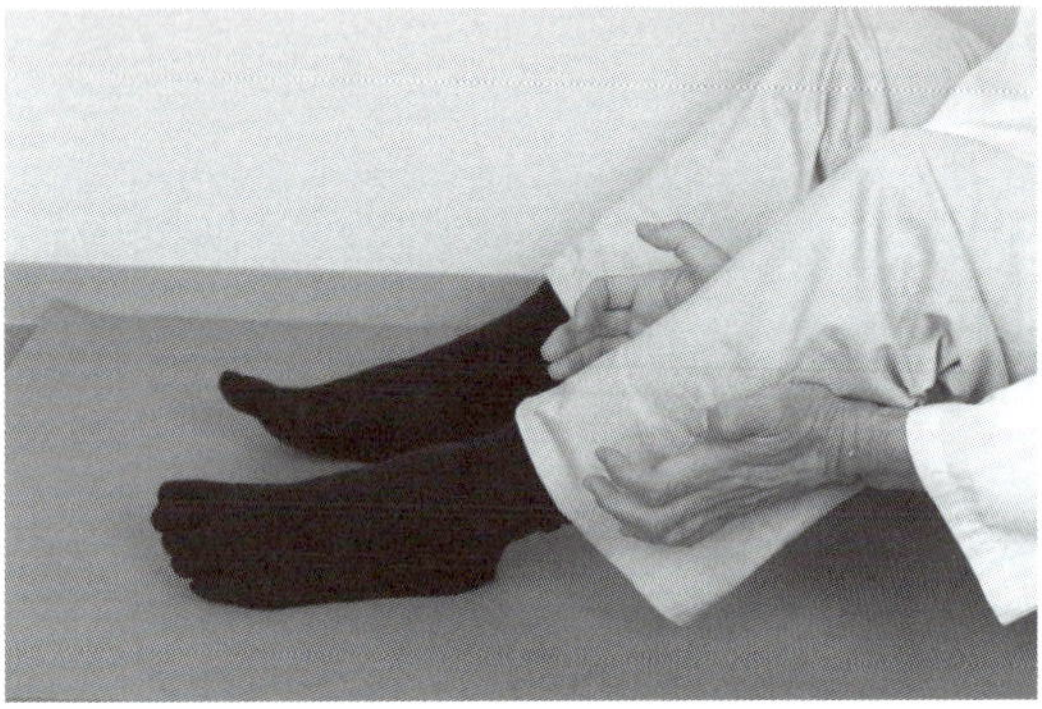

ふくらはぎの側面をリズミカルに足の先から上に向かって、位置をずらしながらたたきます。片足5分が目安です。

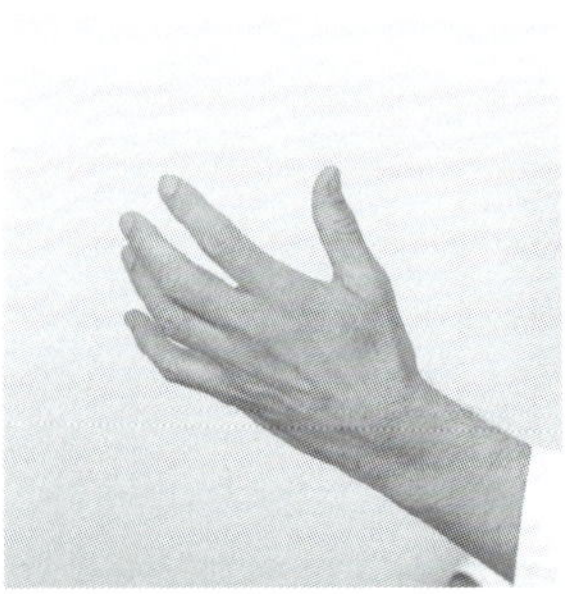

ふくらはぎの両サイドは、手の平の付け根、弾力のある部分で、強すぎず弱すぎず気持ちいいなと思うくらいの強さでたたきます。

ふくらはぎの裏面

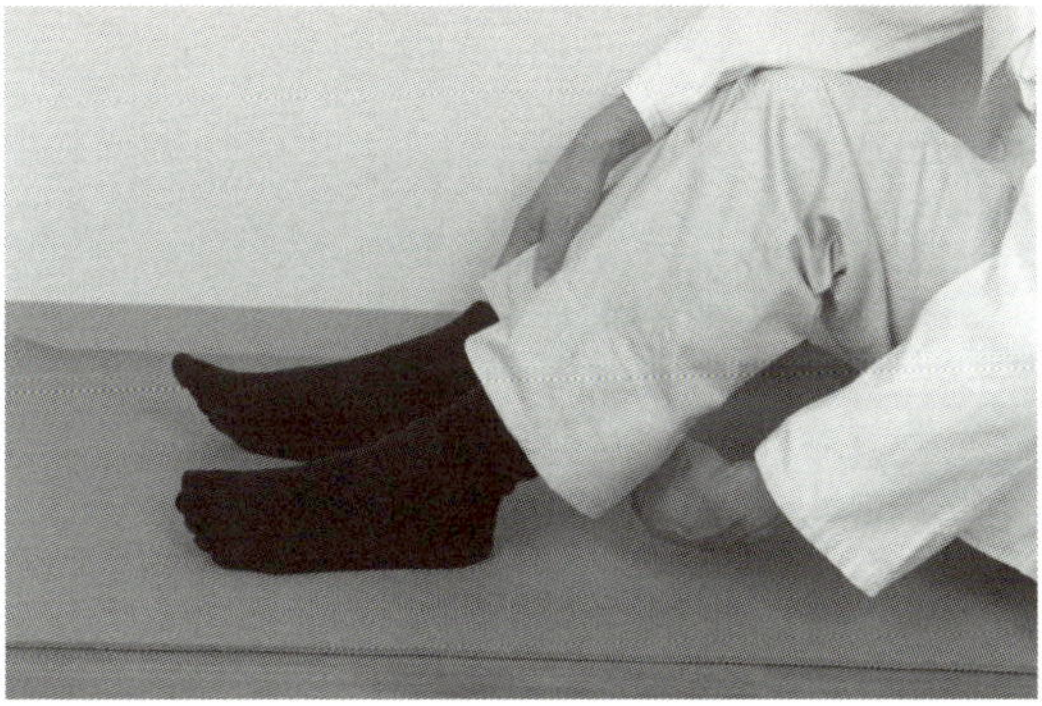

両サイドをたたいたら、次はふくらはぎの裏側を下から上へとゲンコツでパンパンたたきます。片足3分を目安にします。

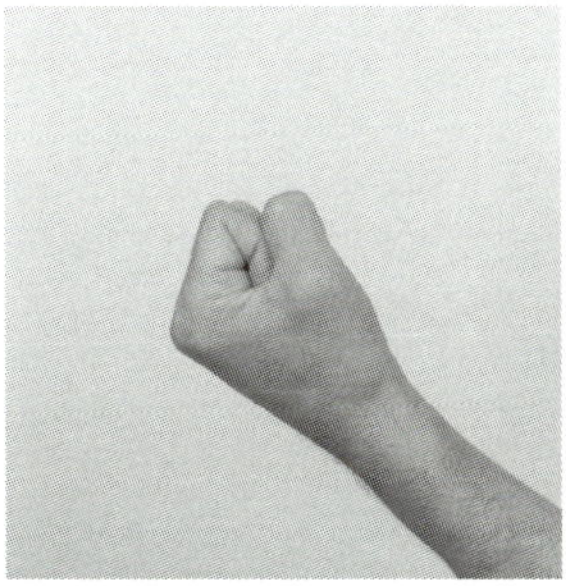

ふくらはぎの裏側は、握りこぶしをつくって、親指側の親指と人さし指が丸まっているところを使ってたたきます。

03

ひとりでも簡単にできる「ピーナッツ型テニスボール指圧」

お金も特別な器具も不要でできる

ストレッチや指圧はこわばった筋肉をほぐし、全身の血流を改善してくれるため、血圧が下がります。しかし、指圧してくれる相手や特別な器具が必要な場合は、思い通りに試すことができないでしょう。

そこで私が考案したのが、**硬式テニスボール2個をガムテープでつなぎ、ピーナツ型にした手づくりの健康器具**です。

硬式テニスボールはスポーツ用品店や大きなスーパーで売っていますし、ガムテープはたいていの家庭に常備してあると思います。

この「ピーナツ型テニスボール」を使って、脊椎《せきつい》に沿って両側にある脊柱起立筋を中心に何カ所かの筋肉を圧迫すると、気持ち良くこりがほぐれてきます。腰痛や肩こりが改善し、身体のコンディションが整うことによって、血圧も安定するのです。

疲れ知らずで場所も問わない

この方法の優れているところは、**テニスボールの絶妙の弾力をピーナツ型の安定した形に固定したこと**にあります。

ボールをそのまま背中に当てるのは難かしいのですが、2個をガムテープで連結したことによって扱いやすくなり、脊椎を挟むように当てることで左右対称の指圧が可能になりました。

さらに、自分の体重をのせるだけで、力をほとんど必要としないことも利点のひとつ。自分の体重で指圧するため、「マッサージで腕が疲れた」といったこともありません。時間のあるときに取り組んでみてください。

テニスボール指圧は基本は寝て行いますが、**立って壁に押し当てるスタイルでも実践できます**。壁と背中の間にピーナッツ型テニスボールを挟み、背中を壁に押し当てればいいのです。寝ながら行うのと同様に、こりをほぐしてくれます。

このスタイルならオフィスの休み時間などでも行えるので、いつでもリラックスすることが可能。ピーナッツ型テニスボールを机の引き出しやロッカーにしまっておけば、持ち歩いてかさばることもありません。

基本は朝昼晩の3回、後のページで紹介するポイントをそれぞれ1分ずつ押すようにしてください。

ピーナツ型テニスボール指圧のやり方

テニスボール２個でつくれる健康器具「ピーナツ型テニスボール」を使えば、こりがスッキリとれて血圧が下がる! 簡単お手軽指圧法を試してみましょう。

ピーナツ型テニスボールのつくり方

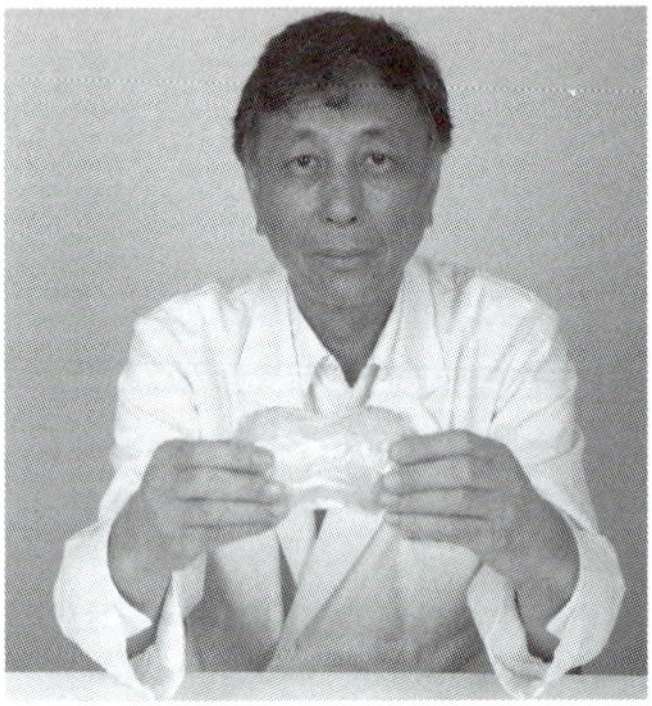

ピーナツ型テニスボール指圧で使う健康器具、「ピーナツ型テニスボール」をつくりましょう！

① 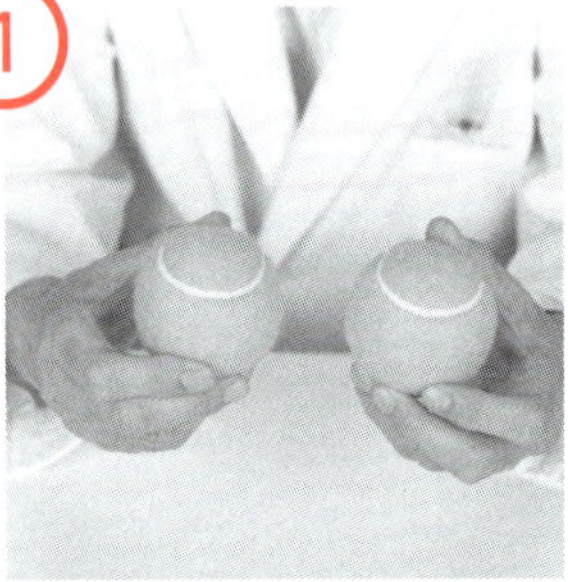

まず硬式のテニスボールを２つ用意します。

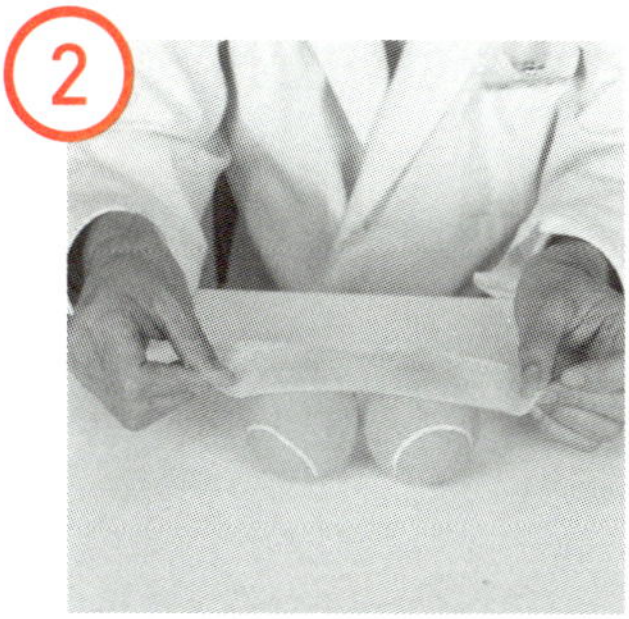

テーブルの上に、ボールを2つくっつけて並べます。2つのボールをテープで連結してとめます。テープはガムテープ（紙製ではないもの）や幅の広いビニールテープがおすすめです。

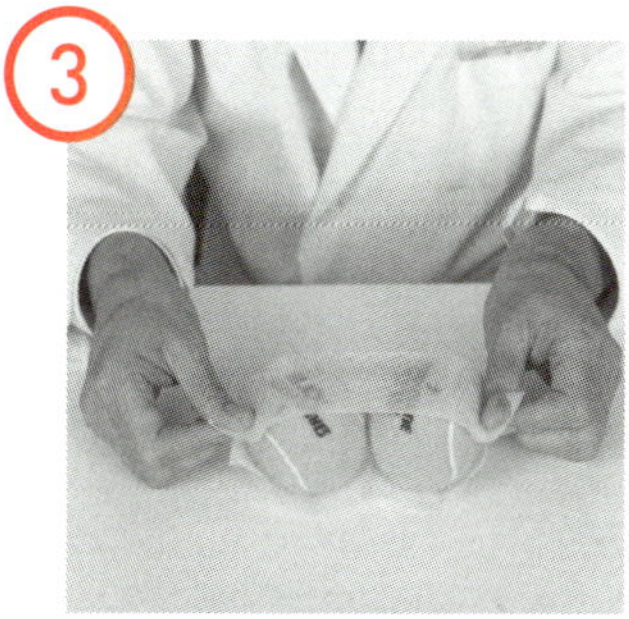

裏返して、反対側にもテープを貼り固定します。

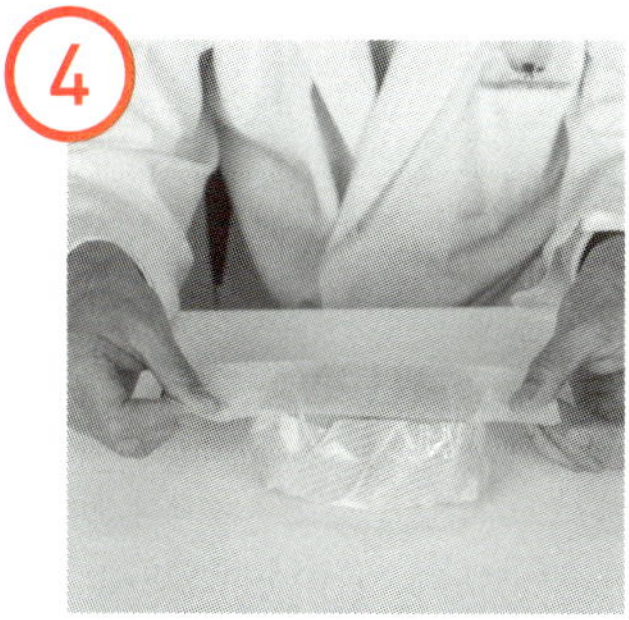

ボールを長手方向の軸を中心に90°回して、同じようにテープを貼っていきます。

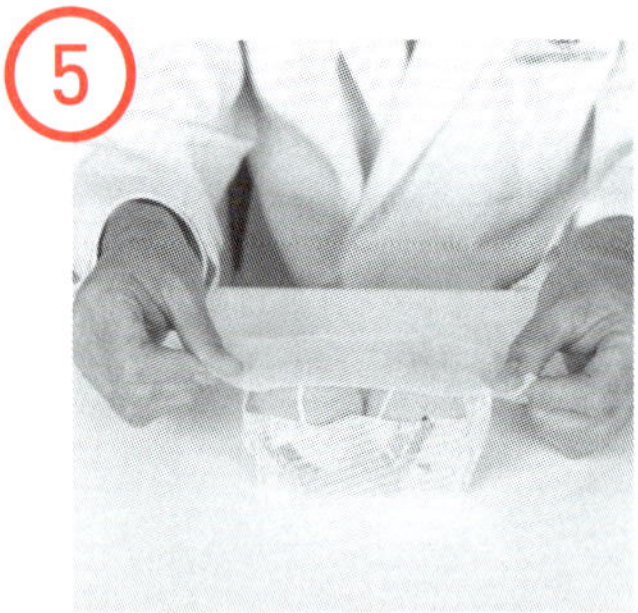

裏返してテープを貼ります。ぐらぐらしないようにしっかり固定してください。ボールの表面がほとんどテープで覆われた状態になります。

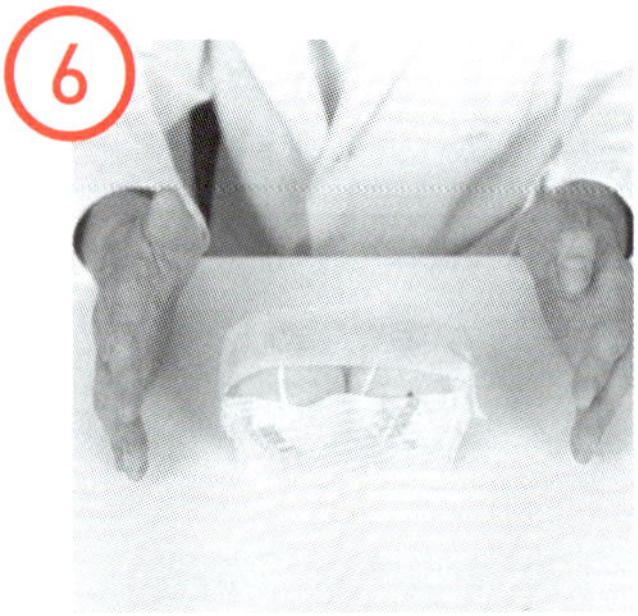

これでだいたいの形ができました。この段階で、いったん手で全体を押さえて、テープをボールにしっかりくっつけます。

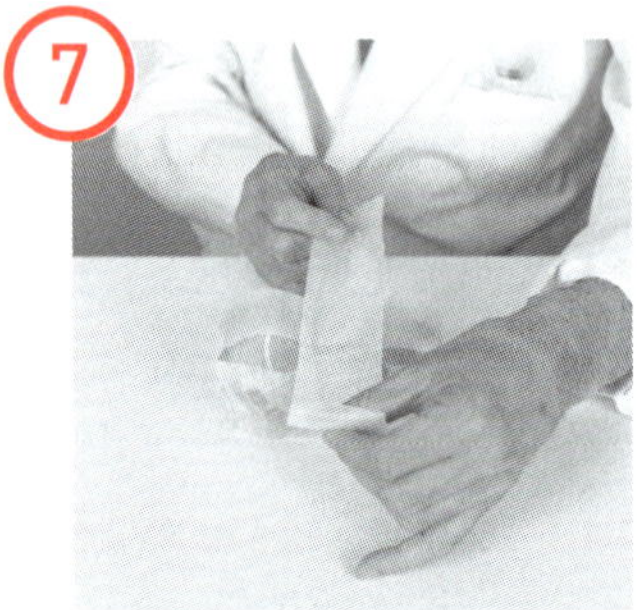

次に2つのボールの接合部分を横方向にテープで巻いて固定します。ピーナツのウエストの部分を締めつけるイメージです。

8

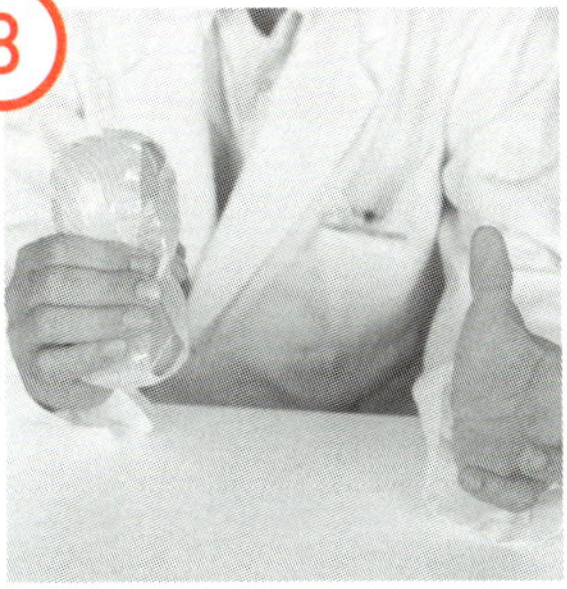

最後に、貼ったテープを手で押さえてなじませます。テープの角がチクチクしないように丸めましょう。

＼ 完 成 ／

9

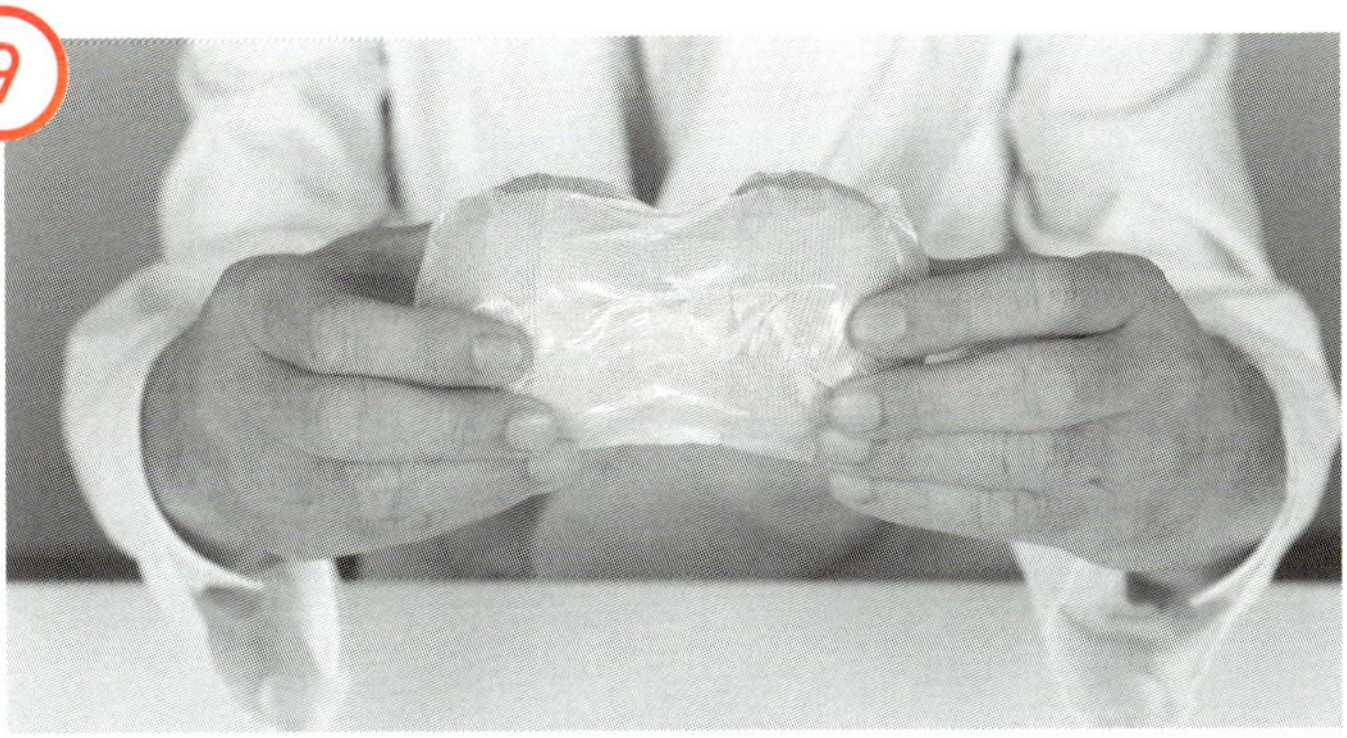

これでピーナツ型テニスボールの出来上がりです。

床に寝そべってやる方法

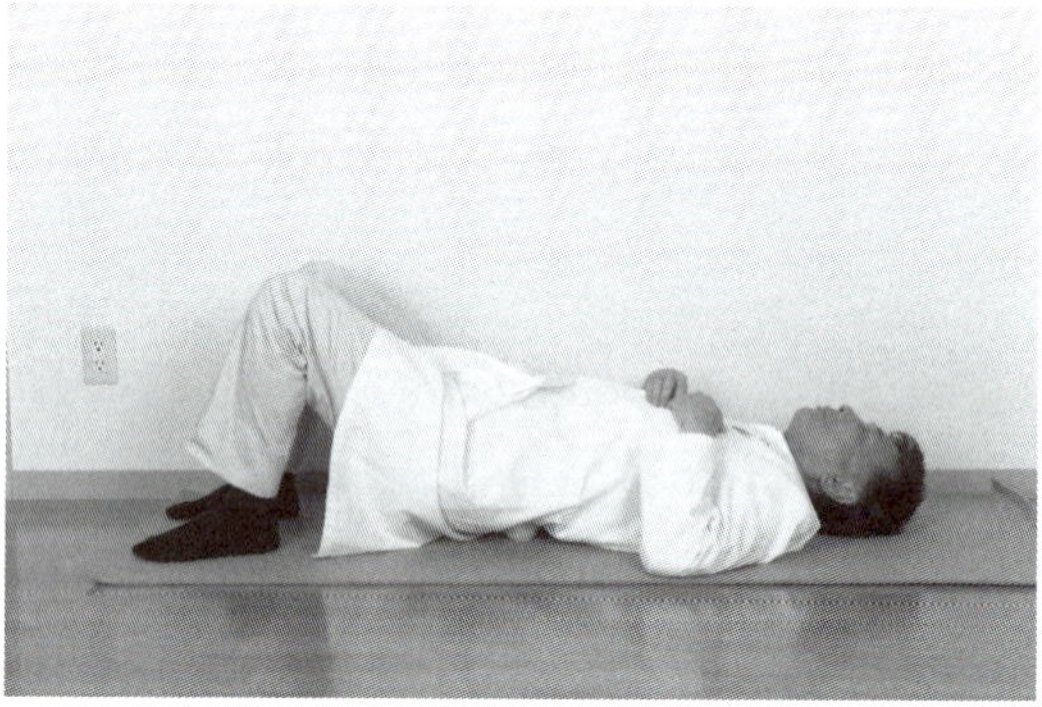

床にマットなどを敷いて横になり、背中のツボにピーナツ型テニスボールをあてて体重をかけます。時間は１カ所につき１分くらいにします。

壁にもたれてやる方法

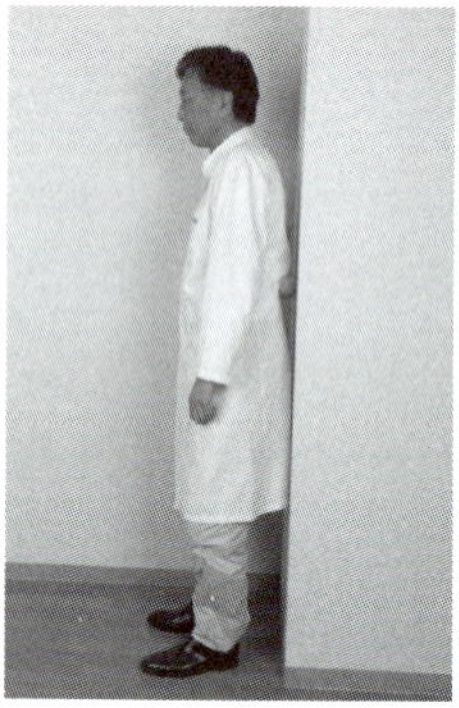

横にならなくても、壁にもたれるだけでツボを押すことができます。オフィスや外出先でもできるのでおすすめです。

ツボの位置

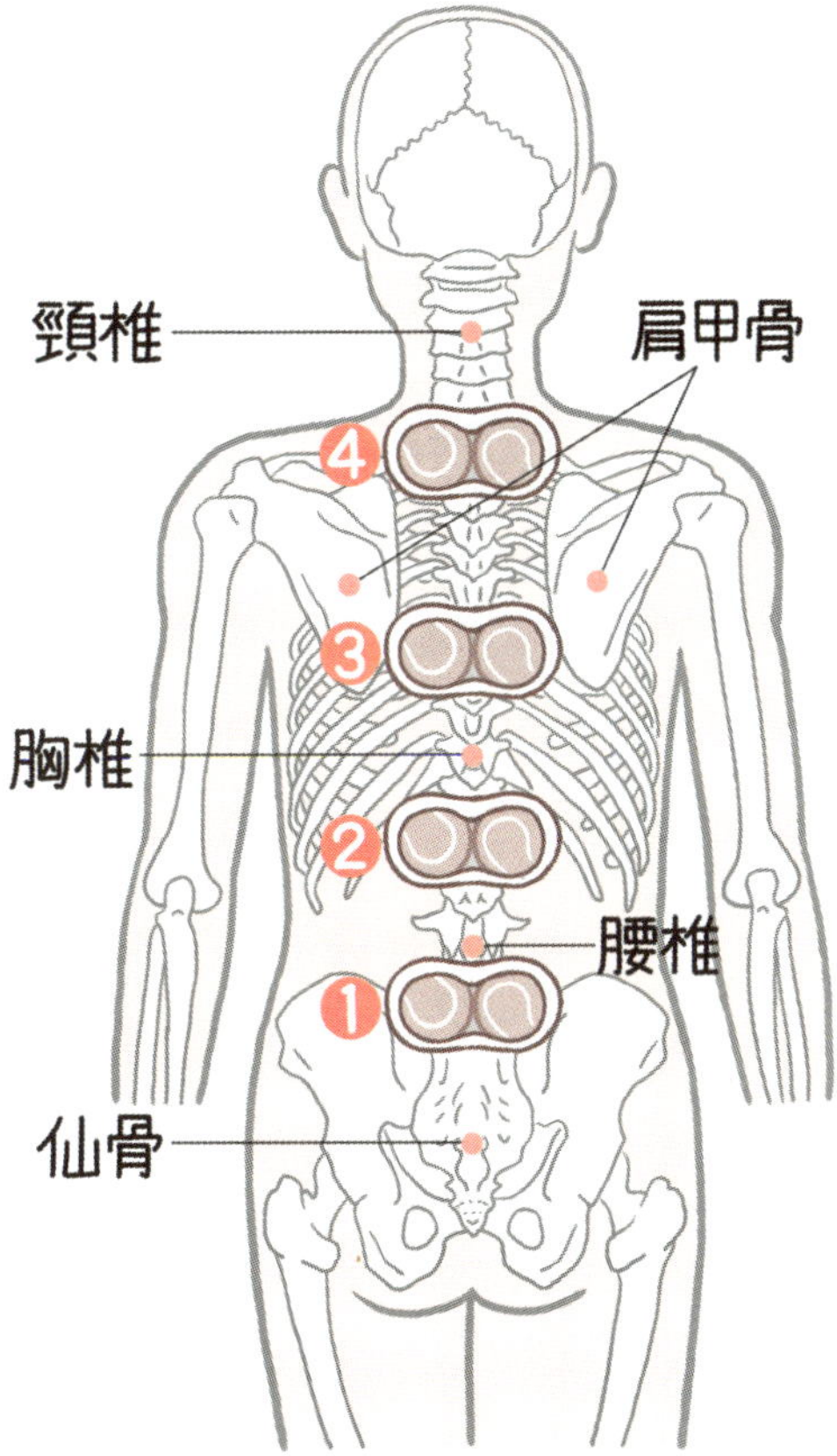

ツボの位置は上のイラストを参考にしてください。最初に骨盤のあたりを押し、こぶし1～2個分ずつ上にずらしていきましょう。骨盤、腰椎の上、肩甲骨の下、肩甲骨の上あたりをそれぞれ約1分ずつ押し続けます。①～④の位置が目安です。これら以外も上下ずらして痛いところをさらに押してください。

04

自律神経を整え
血圧を下げる
「自律訓練法」

自律神経を整えることの重要性

ストレスが身体にあらゆる害を与えることは、よく知られています。とくに自律神経の調子を狂わせることによって、さまざまな疾患が起こることは有名です。

代表例は慢性的な疲労、神経性胃炎、便秘、下痢、そして高血圧など。これらを治すためには原因となるストレスを除去し、**乱れた自律神経を調節しなければなりません。**

自律神経のバランスを整える方法として私がおすすめしているのが、「自律訓練法」です。この方法は自律神経に効果的にはたらき、そのバランスを良好な状態に整えてくれます。

終了時の「消去動作」は忘れずに

くわしいやり方は次ページ以降で説明しますが、自律訓練法は、催眠術と同様に、「消去動作」とワンセットになっています。最後にこの作業を忘れずに行ってください。

消去動作をせずに立ち上がると、血管が拡張したまま血圧が下がりすぎて、立ちくらみが起きることがあります。十分に注意しましょう。

自律訓練法は、朝昼晩の3回行うのが基本。集中して、うまくできるようになると、深い睡眠から目覚めたときのようなスッキリした気持ちになります。それが、自律神経が整った証拠です。

以前、自律訓練を行っている患者さんをサーモグラフィで測定したところ、**手足の温度が3℃も上昇していることが確認できました。**自律神経のバランスが回復し、末梢血管が拡張して血行が良くなり、体温が上昇したのです。

また、私がこの方法をおすすめした血圧が高めのある患者さんは、3カ月ほどで正常値くらいにまで血圧が下がりました。薬を飲まず、特別な場所に通ったわけでもありません。このように、誰でも簡単に取り組めるところが、自律訓練法の最大の利点なのです。

自律訓練法のやり方

これから自律訓練法を解説します。
声を出さず心の中で「　」内の言葉を唱えましょう。

1

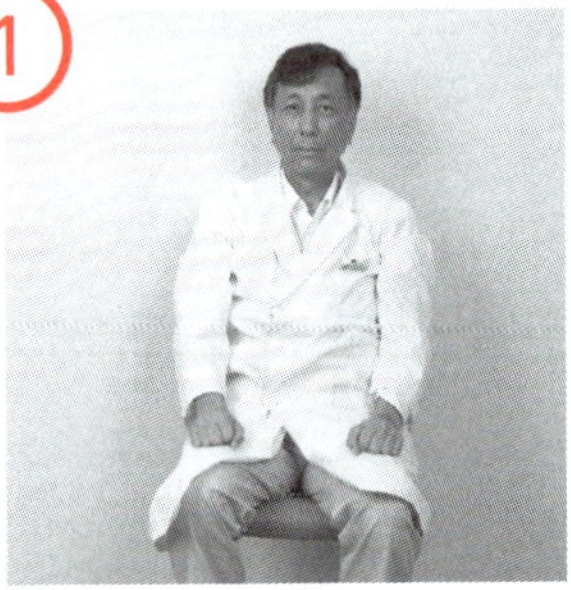

まずいすに座り、両手をひざの上にのせ、目を閉じて気持ちを落ち着かせます。

2

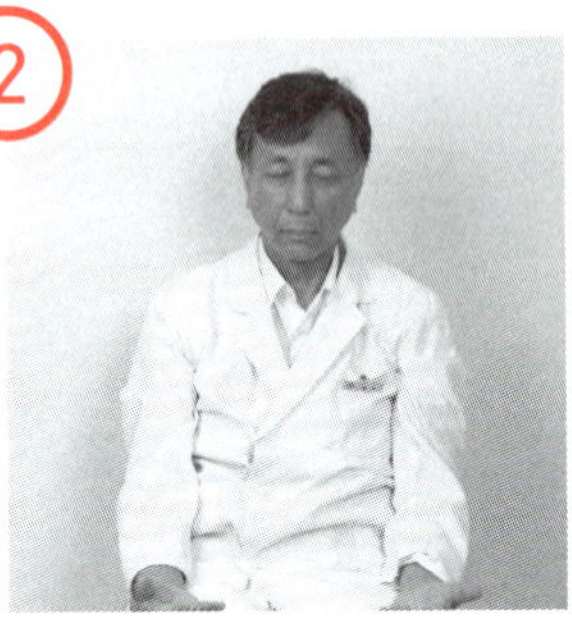

心の中で
「気持ちはとても落ち着いています」
「気持ちはとても落ち着いています」
と繰り返し唱えます。

3

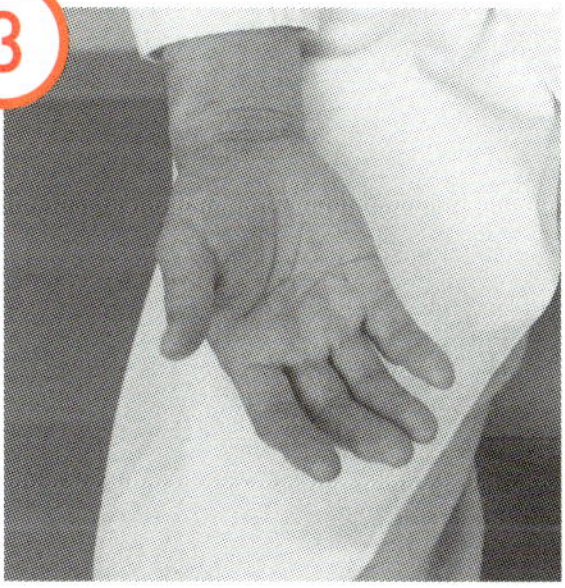

あなたの意識を右手に集中させましょう。

「右手が温か〜い、温か〜い、温か〜い」

「右手がホカホカとして温か〜い、温か〜い、温か〜い」

「右手が温か〜い、温か〜い、温か〜い」

「右手がホカホカとして温か〜い、温か〜い、温か〜い」

と唱えます。すると、徐々に右手がポカポカしてきます。

4

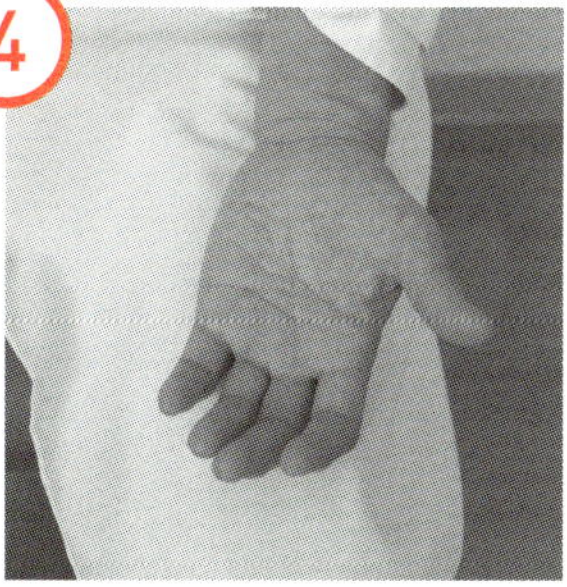

あなたの意識を左手に集中させましょう。

「左手が温か〜い、温か〜い、温か〜い」

「左手がホカホカとして温か〜い、温か〜い、温か〜い」

「左手が温か〜い、温か〜い、温か〜い」

「左手がホカホカとして温か〜い、温か〜い、温か〜い」

と唱えます。今度は、左手がポカポカしてきます。

⑤

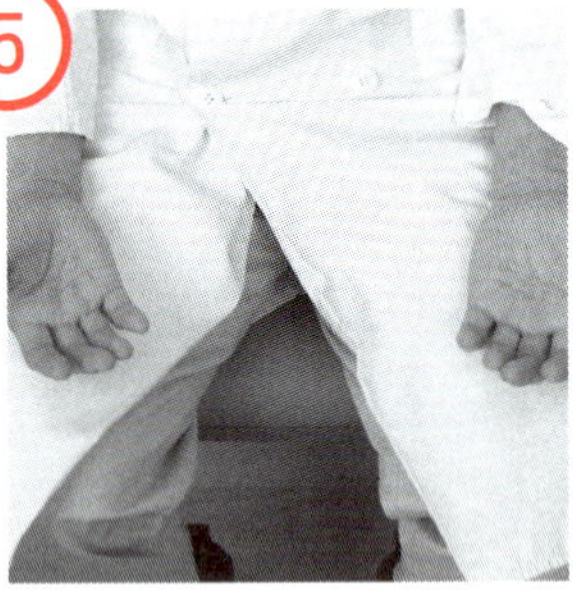

今度は、あなたの両手に意識を集中させましょう。

「両手が温か〜い、温か〜い、温か〜い」

「両手がホカホカとして温か〜い、温か〜い、温か〜い」

「両手が温か〜い、温か〜い、温か〜い」

「両手がホカホカとして温か〜い、温か〜い、温か〜い」

と唱えます。集中できるとだんだん両手がポカポカしてきます。

⑥

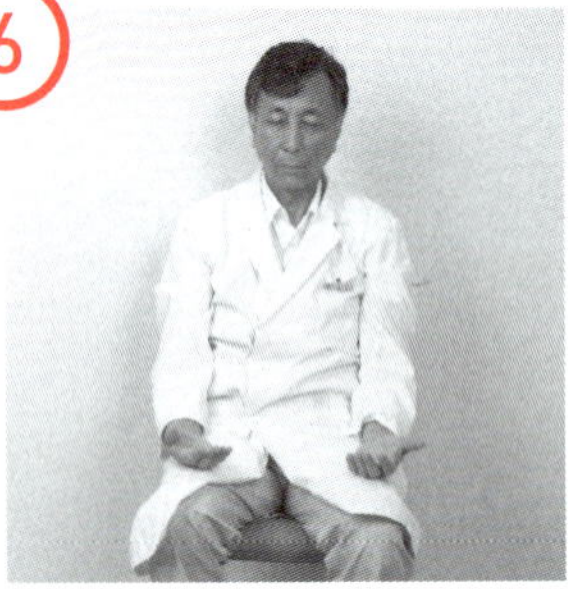

それでは、あなたの意識を両手と両足に集中させましょう。

「両手と両足が温か〜い、温か〜い、温か〜い」

「両手と両足がホカホカとして温か〜い、温か〜い、温か〜い」

「両手と両足が温か〜い、温か〜い、温か〜い」

「両手と両足がホカホカとして温か〜い、温か〜い、温か〜い」

と唱えます。4セット繰り返してください。

自律神経が整ってきます。

「気持ちはとても落ち着いています」

「気持ちはとても落ち着いています」

と心の中で唱えます。

7

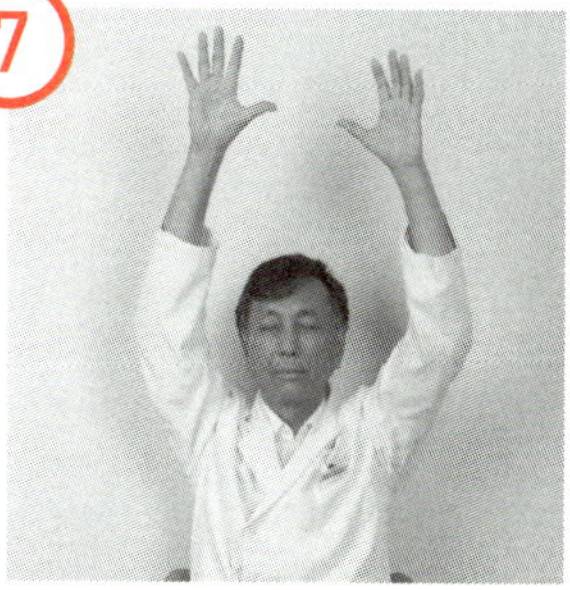

自律訓練法を行ったあとは、催眠状態になっているので消去動作を行います。
両手をぐっと上に伸ばし、グーパーグーパーと、4～5回開いたり閉じたりします。
これを行うのは血圧の下がりすぎによる立ちくらみを防ぐためです。

8

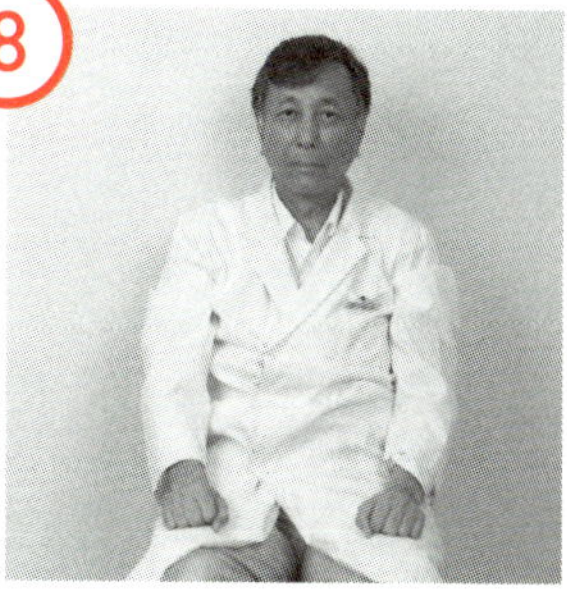

呼吸を整え目を開けます。
これで自律訓練法は終わりです。

おわりに

いかがでしたでしょうか？

「ミスター血圧」といわれる私の経験をすべてつめこみ、「血圧を下げる最強の方法」を、この1冊にまとめました。

専門医としての長年の臨床経験はもちろん、自分の30年分の実測データ、患者さんの実測データ、そして、研究論文の数々。

自分の血圧を測り続けているからこそわかった、血圧の本質。

この本で紹介したのは、そういった経験から導き出された、血圧を下げる食べ物や飲み物、食事の仕方、生活習慣、気をつけたい身のまわりの要因、ストレッチやツボなど、本当に血圧を下げる方法とそれにまつわる情報ばかりです。しかも、どれもすぐに実行できます。

さらに、挫折しない減塩法についても盛り込みました。
それが、私の提唱する渡辺式「反復1週間減塩法」です。
この本には、渡辺式「反復1週間減塩法」を行う際に便利な、「無塩レシピ」もつけておりますので、ぜひ試してみてください。

また、この本で紹介した降圧法や気をつけたいポイントを、付録として、降圧標語にまとめました。こちらもぜひ参考にしていただき、楽しく降圧生活を送ってください。

この本がその一助となることを祈っております。

楽しく降圧！
「降圧標語」

第1章
食べるだけで血圧が下がる方法10

01
おつまみは　こんぶじゃなくて
ピーナッツ

02
朝減塩　効果テキメン
血圧下げる

03
グラノーラ
ニュー朝食　減塩生活（マナー）

04

ギャバ茶・杜仲茶は 降圧茶道の裏千家

05

ぶどうは 最強の降圧ジュース

06

いけません！ しょうゆと廊下はかけちゃダメ

07

チョコ食べて チョコっと血圧下がります

08

血圧を 下げる納豆
タコエビカニもイカが？

09

降圧ランチ
そばよりステーキ ホントかな？

10

1週間 塩分なしで
人生激変

第2章

習慣にするだけで血圧が下がる方法8

01

降圧運動　まず階段下りから
手はじめに

02

横向きで　SAS（睡眠時無呼吸症）を防ぐの
サスがです

03

肉体（ネクタイ）を　締めるベルト（下着）は
いけません

04

血圧を　下げる運動
いたすあなたは　you（有）酸素

05

降圧と 良眠誘う
ラベンダー

06

服薬の ベスト時間は
十人十色

07

モーニング サージを防ぐ
朝寝坊

08

高血圧ガール 入浴作法は
ぬるめです

第3章

要注意！ 日常にひそむ
血圧を上げる要因5

01

高血圧君子 サウナと水風呂
近寄らず

02

深呼吸 血圧下げても
一時的

03

大も小も トイレは我慢は
いたしません

04

大激怒 興奮しすぎで昇天か?

05

一杯の ビールでキューっと胸痛が

血圧を下げる最強の方法

30年間×24時間 自分の血圧を測り続けている専門医だからわかった正しい降圧法

発行日　2018年8月5日　第1刷

著者　渡辺 尚彦

本書プロジェクトチーム

編集統括	柿内尚文
編集担当	小林英史、舘瑞恵、
デザイン	小口翔平、岩永香穂、永井里実（tobufune）
編集協力	山崎修、岡田大
料理	田村つぼみ
料理製作協力	上杉沙織
写真	森モーリー鷹博
イラスト	山本郁子
校正	中山祐子
営業統括	丸山敏生
営業担当	熊切絵理
営業	増尾友裕、池田孝一郎、石井耕平、戸田友里恵、大原桂子、矢部愛、綱脇愛、川西花苗、寺内未来子、櫻井恵子、吉村寿美子、田邊曜子、矢橋寛子、大村かおり、高垣真美、高垣知子、柏原由美、菊山清佳
プロモーション	山田美恵、浦野稚加
編集	栗田亘、村上芳子、中村悟志、堀田孝之、大住兼正、千田真由、生越こずえ
講演・マネジメント事業	斎藤和佳、高間裕子、志水公美
メディア開発	池田剛、中山景、辺土名悟
マネジメント	坂下毅
発行人	高橋克佳

発行所　株式会社アスコム

〒105-0003
東京都港区西新橋2-23-1　3東洋海事ビル
編集部　TEL：03-5425-6627
営業部　TEL：03-5425-6626　FAX：03-5425-6770

印刷・製本　中央精版印刷株式会社

Printed in Japan ISBN 978-4-7762-1003-0